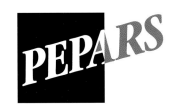

JN115598

【ペパーズ】
編集企画にあたって…

　1965 年に日本で 28 歳男性の母指完全切断に対する再接着術が成功し，その内容が 1968 年に世界初の成功例として症例報告されました．以降マイクロサージャリーの技術，顕微鏡や器具の進歩により，安定した生着率が多くの施設から報告されています．切断外傷を受傷した患者さんの多くは再接着を希望されます．失われた指が戻るという治療は患者さんにとって夢のような治療であり，治療を行う我々にとっても生着した時の達成感は医師として大きいものであります．そして，整容的な面だけでなく，機能する指として再接着させることができれば，さらに達成感は大きいものとなります．近年，いかに機能的な指として再接着させるかについての報告が増えています．指には再建すべき組織として血管，神経，腱，骨・関節，皮膚がありますが，切断レベルに応じて解剖学的な構造が異なっているため，切断レベルに応じて手術法や後療法も変わってきます．治療にあたる医師は切断レベルに応じた治療の特徴を知ることで，手術時間を予測でき，社会復帰までの治療の流れをイメージすることができます．切断指の切断レベル分類にはいくつかありますが，日本では玉井の Zone 分類と石川の Subzone 分類が用いられることがほとんどです．今回はそれぞれの分類を用いて，切断レベルに応じ「どう対応する⁉」ということをテーマに，再接着術の手技と後療法，そして再接着が適応とならなかった場合に行う皮弁や断端形成術，持続陰圧吸引療法について，切断指治療において多くの実績を持つ医師の方々に執筆をお願いしました．本書はそれぞれの医師が，より良い結果を得るためにこれまで行ってきたことなど思いを込めて詳細に記していただいた内容の濃い，実臨床に非常に役立つものとなっています．切断レベルに応じた対応というだけでは重複する内容も出てきますが，執筆者ごとに共通する部分，異なる部分を知ることは非常に有意義なことと思っています．これはわたくしが期待していた部分でもあり，多くの経験を一度に受けたような充実感が味わえ，期待以上のものとなりました．外傷予防の啓発やロボット技術の進歩により切断外傷も減りつつありますが，未だ切断外傷に遭遇することは多く，今後もなくなることはないでしょう．外傷を扱うすべての医師にとって，本書が切断指治療の有益な指針となることを願います．

2023 年 9 月

荒田　順

KEY WORDS INDEX

WRITERS FILE

ライターズファイル（五十音順）

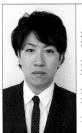

天羽 健一
（あもう けんいち）

2009年	徳島大学卒業
2011年	東北大学形成外科入局
	竹田綜合病院形成外科
2013年	東北大学形成外科
2014年	仙台医療センター形成外科
2015年	平鹿総合病院形成外科
2016年	仙台医療センター形成外科
2018年	石巻赤十字病院形成外科，部長

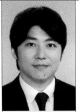

小野 真平
（おの しんぺい）

2004年	日本医科大学卒業
2006年	同大学形成外科入局
	同大学大学院入学
	医学博士取得
2010年	米国ミシガン大学形成外科留学（Dr. Kevin C Chungに師事）
2012年	日本医科大学高度救命救急センター，助教
2013年	聖隷浜松病院手外科・マイクロサージャリーセンター
2015年	会津中央病院形成外科，部長
2015年	日本医科大学形成外科，講師
2017年	同，准教授

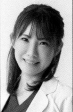

鈴木 茉友
（すずき まゆ）

2009年	近畿大学卒業
2009年	京都大学臨床研修
2010年	国立病院機構京都医療センター臨床研修
2011年	同センター形成外科
2020年	手外科専門医取得

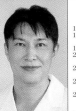

荒田 順
（あらた じゅん）

1994年	滋賀医科大学卒業
1994年	日赤和歌山医療センター形成外科
1998年	共和病院形成外科
2003年	島根県立中央病院形成外科
2006年	京都大学附属病院形成外科
2007年	島根県立中央病院形成外科，部長
2008年	国立病院機構京都医療センター形成外科，科長
2022年	滋賀医科大学形成外科，病院教授

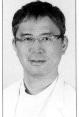

楠原 廣久
（くすはら ひろひさ）

1998年	近畿大学卒業
	同大学形成外科入局
2002～03年	米国 Northeastern Ohio Universities College of Medicine 留学
2004年	近畿大学大学院医学研究科修了
	同大学形成外科，助教
2006年	同，医学部講師
2008～09年	埼玉成恵会病院・埼玉手外科研究所，手外科研修
2009年	近畿大学形成外科，医学部講師
2012年	同，講師

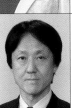

長谷川健二郎
（はせがわ けんじろう）

1985年	川崎医科大学卒業
	同大学整形外科入局
1996年	同大学院修了
	同大学整形外科，講師
1998年	シンガポール国立大学留学
1999年	川崎医科大学整形外科，講師
2006年	岡山大学整形外科，講師
2013年	同，准教授
2014年	川崎医科大学整形外科，准教授
2015年	同大学形成外科・再建整形外科，特任教授
2020年	同大学整形外科学，主任教授

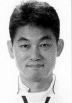

石河 利広
（いしこ としひろ）

1994年	滋賀医科大学卒業
	同大学形成外科入局
	大津赤十字病院形成外科
1998年	島根県立中央病院形成外科
2000年	田附興風会北野病院
2001年	角谷整形外科病院
2005年	京都大学形成外科
2013年	大津赤十字病院形成外科

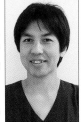

小平 聡
（こだいら さとし）

2003年	東京医科歯科大学卒業
	同大学形成外科入局
2004年	亀田メディカルセンター形成外科
2006年	埼玉成恵会病院・埼玉手外科研究所
2008年	東京医科歯科大学形成再建外科
2012年	埼玉成恵会病院・埼玉手外科研究所
2019年	埼玉慈恵病院・埼玉手外科マイクロサージャリー研究所

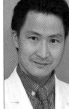

松末 武雄
（まつすえ たけお）

2002年	札幌医科大学卒業
	湘南鎌倉総合病院，初期研修医
2004年	同病院形成外科
2009年	関西電力病院形成再建外科
2012年	京都大学形成外科入局
	関西電力病院形成再建外科，医長
2017年	同，部長
	京都大学，臨床准教授

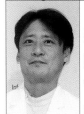

伊東 大
（いとう ひろし）

1994年	琉球大学卒業
1995年	東京女子医科大学形成外科入局
2001年	同，助教
2010年	テキサス大学医学部麻酔科（米国），留学
2014年	東京女子医科大学東医療センター形成外科，講師
2015年	同大学形成外科，講師
2018年	宮崎大学形成外科，病院教授

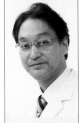

五谷 寛之
（ごたに ひろゆき）

1988年	大阪市立大学卒業
1995年	同大学大学院医学研究科博士課程修了
1996年	フランスナンシー医科大学，フランスの手外科研修留学
1998年	大阪市立大学大学院医学研究科，助手
2002年	同，講師
2009年	大阪市立大学医学部臨床教授兼任
2013年	静岡理工科大学手外科微小外科領域先端医工学講座主任教授兼任
2015年	大阪掖済会病院副院長（現上席）兼手外科外傷マイクロサージャリーセンター，センター長
2018年	日本マイクロサージャリー学会副理事長（～9），同会長
2024年	日本四肢再建創外固定学会会長（予定）

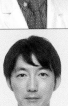

柳下 幹男
（やぎした みきお）

2007年	金沢医科大学卒業
2009年	同大学形成外科入局
2013年	厚生連高岡病院形成外科
2019年	四谷メディカルキューブ手の外科・マイクロサージャリーセンター
2021年	金沢医科大学形成外科，助教
2023年	同，講師

CONTENTS

切断指 ZONE 別対応マニュアル！

編集／滋賀医科大学 病院教授　荒田　順

◆編集顧問／栗原邦弘　百束比古　光嶋　勲
◆編集主幹／上田晃一　大慈弥裕之　小川　令

【ぺパーズ】
PEPARS No.202/2023.10◆目次

「PEPARS®」とは Perspective Essential Plastic
Aesthetic Reconstructive Surgery の頭文字よ
り構成される造語．

ここからマスター！

好評

手外科研修レクチャーブック

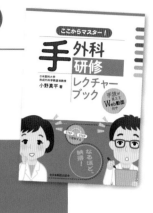

日本医科大学形成外科学教室准教授

小野真平 著

2022年4月発行
B5判　360頁　オールカラー
26本のweb動画付き
定価9,900円（本体9,000円＋税）

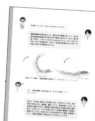
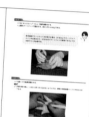

手外科のキホンを、会話形式のレクチャーで楽しく学ぶ！
手技の実際はSTEP by STEPと26本の動画で丁寧にわかりやすく解説しました！

目次

詳しい内容はこちらまで

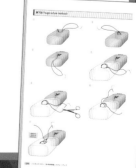

全日本病院出版会
〒113-0033　東京都文京区本郷 3-16-4　Tel：03-5689-5989
http://www.zenniti.com　　　　　　　　Fax：03-5689-8030

PEPARS No.202：1-6, 2023

◆特集／切断指　ZONE 別対応マニュアル！

切断指 !! 必ず知っておくべきこと

石河　利広*

Key Words：切断指再接着術(digital replantation)，分類(classification)，適応(indication)

Abstract　切断指再接着術について，歴史，適応，分類，手術，術後管理についての一般的，基本的な事柄について述べる.

歴　史

1960 年代に入り，犬の後肢での実験的切断肢再接着の成功例が報告され始めた．臨床上での切断肢再接着の報告は，Kleinert(1963)の上肢血管損傷例(不全切断)への血管吻合の臨床応用に喚起され，Malt(1964)が 1962 年に 12 歳の少年の上腕完全切断再接着に成功したのが最初であるとされる[1]．そして，1965 年 7 月に奈良医大の Komatsu, Tamai が 28 歳男性の左母指 MP 関節部での完全切断の再接着術に世界で初めて成功した[2]．その後，切断指再接着術は全世界に広まっていった.

適　応

切断指再接着術が開始された当初は，より中枢側の切断指に再接着術の適応があるとされていたが，1980 年台後半より再接着指の機能的結果を考慮すると，指末節部切断は機能回復が良好であるとの報告がされるようになり指末節部の再接着術も積極的に行われるようになっていった[3][4].

2019 年に Kevin Chung らにより，当院も参加している多施設多国間での切断指についての断端形成術と再接着術に対する後ろ向きコホート研究が報告された[5]．米国およびアジアの 19 施設における，選択基準を満たした 18 歳以上，経過観察期間 1 年以上の 338 例の切断指症例について，Michigan Hand Outcomes Questionnaire score などの患者立脚型機能評価と，握力，可動域，Semmes-Weinstein monofilament test などの機能評価を断端形成術後と再接着術後について比較検討した報

* Toshihiro ISHIKO, 〒520-8511　大津市長等 1-1-35　大津赤十字病院形成外科，部長

告である．切断指をさらに，

① 母指以外の PIP 関節末梢の単数指切断

② 母指以外の PIP 関節中枢の単数指切断

③ IP 関節末梢の母指切断

④ IP 関節中枢の母指切断

⑤ 母指を含まない 2 指切断

⑥ 母指を含む 2 指切断

⑦ 母指を含まない 3 指以上切断

⑧ 母指を含む 3 指以上切断

の 8 つのサブグループに分けて検討している．その結論は，母指切断，PIP 関節末梢の単数指切断，3 指以上の多数指切断については，断端形成術よりも再接着術の方がよりよい患者立脚型機能評価が得られ，長期的機能的な利点もあり，技術的な実現可能性があれば再接着術が推奨されるとした．その他の切断指サブグループについては，それぞれの患者の職業，希望，技術的な実現可能性を検討した上で術式を選択するべきとされた．

また，同じグループから切断指再接着術と断端形成術の費用対効果の比較も報告されている[6]．適切に患者を選択すれば切断指について再接着術は，前述の 8 つのサブグループ全てにおいて断端形成術よりも費用対効果が高い可能性が報告された．しかし，費用対効果は，切断指の損傷状態と患者の，年齢，既往症，仕事復帰への意欲，賃金，休業期間，予想される機能的予後などに関連するので，再接着術が技術的に実施可能としても，治療法を選択する前に，徹底した患者評価と患者との面談が推奨されている．

現在では，切断指再接着術の適応について，切断された組織が技術的に利用可能であればその適応が考慮できる．しかし，許容される入院期間，通院期間，仕事復帰までの期間，負担できる医療費は患者によって様々である．また，再接着術が成功しなかった場合には，再手術が必要となる．適応には，患者の全身状態，年齢，既往症，治療への意欲，職業や社会的背景も考慮する必要がある．正確な予後の予測は難しいが，断端の状態によっては機能的，整容的予後は不良である．患者

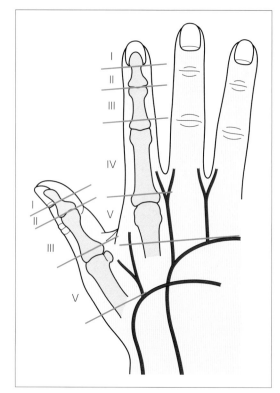

図 1．切断指の分類　玉井の分類
（文献 7 より改変引用）

が治療成績に対して過大な期待を抱いている場合もあり注意が必要である．以上のことを踏まえた十分なインフォームドコンセントが必要である．患者が再接着術を希望しない場合は，断端形成術，皮弁作成術などの適応を検討する．

分　類

1．切断レベル分類

切断レベル分類には，玉井の Zone 分類[7]と石川の Subzone 分類[8]が広く用いられている．玉井の Zone 分類は，手指全体を解剖学的要素により 5 つに区分しており機能的予後の予測にも有用である（図 1）．石川の Subzone 分類は，末節部，すなわち，玉井の Zone ⅠとⅡをさらに 4 つに区分したものである（図 2）．末節部では，徐々に血管は細くなり血管吻合可能なレベルには限界があり，あるレベルより末梢は吻合不可能である．そして，吻合が不可能となるレベルは動脈と静脈により異なる．これらの吻合可能な限界レベルを知ってい

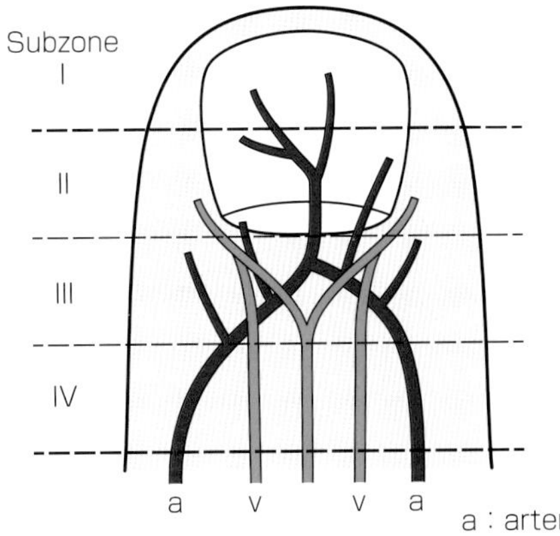

Subzone	動脈	静脈
I	極めて困難（掌側中央）	極めて困難（掌側側方～側正中）
II	困難　　（同上）	困難　　（同上）
III	容易　　（掌側指動脈）	困難　　（掌側側方～背側側方）
IV	容易　　（同上）	容易　　（背側皮下静脈）

a：artery, v：vein

図 2. 末節切断 Subzone 分類と血管吻合の目安

（文献 8 より改変引用）

れば，やみくもに血管を探して時間と労力を費やすことがなくなり，手術はよりスムーズに行える．指末節の動静脈の解剖学的根拠に基づき，切断レベルに応じて動脈吻合，静脈吻合の適応はあるか否か，血管はどの部位で探し吻合するべきかを示す分類である．吻合した動脈の吻合位置をもって切断レベルとする．静脈移植が行われた場合は，末梢側の吻合位置とする．

2．損傷状態

Meyer の切断部損傷程度分類による指尖切断（玉井の Zone ⅠとⅡ）再接着術の成績の差異が山野により報告されている[9]．損傷状態は，clean cut（鋭的切断），blunt cut（鈍的切断），crush amputation（圧挫切断），avulsion amputation（引き抜き切断）に分類されている．鋭的切断および鈍的切断例では，血流再開後の生着率，機能的回復ともに良好で再接着術の絶対的適応であり，圧挫切断や引き抜き切断では血管や組織の挫滅が強く，血流再開後に徐々に血行不良をきたす例や生着後に萎縮を呈する例があり，手技的な困難さに加え，生着率，機能的予後から相対的適応とされる．皮下の点状出血斑や紫斑は，組織の強い圧挫損傷を示唆する所見である．

しかし，血管や組織の挫滅状態を術前に的確に判断することは難しい．特に，切断指の血管の状態は，手術室で顕微鏡下に観察しなければ正確に把握できない場合が多い．

術前準備

1．切断指の保存方法

汚染が強ければ生理食塩水で洗浄し，組織が乾燥しないように固く絞った生食ガーゼで包み，ビニール袋などに入れて密閉した上で患者搬送中であれば氷水に浸漬，病院到着後は 4℃ 程度の保冷庫で保存する．

阻血許容時間について，温阻血で 6 時間以上，冷阻血で 12 時間以上経過すると血管内膜の変性が生じ，no-reflow phenomenon と呼ばれる動脈吻合後に静脈からの血液環流が認められない現象や血栓形成などにより切断指の生着率が低下し，生着しても組織の細胞膜透過性亢進による浮腫の重度化，組織壊死，瘢痕化により機能的予後が低下するとされる[1]．一方，Cavadas ら[10]は 11 年に亘り，夜間緊急手術の病院スタッフへの負担を軽減するために，病院に到着まで温阻血で 6 時間以内，冷阻血で 12 時間以内の切断指症例について，午後 6 時以降受診の 185 指については切断指を冷蔵保存の上，翌朝に delayed 再接着術，午後 6 時以前受診の 412 指については即時再接着術を行い，双方を比較し生着率に差がなかったと 2021 年に報告している．しかし，エビデンスの十分な報告は未だなく，24 時間までの阻血時間が切断指再

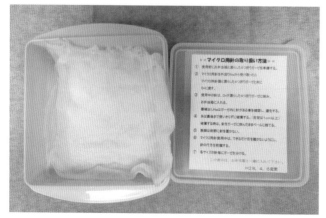

図 3. 当院では，マイクロ用針付き糸用の箱（通称，お弁当箱）とその取り扱い方法の説明書を滅菌パックしている.

接着術にどのように影響するかは未だ不明であり，阻血許容時間は温阻血で 6 時間以内，冷阻血で 12 時間以内が安全性という観点からは支持されている[11].

2．止血処置

搬送された時点で自然に止血している場合が多いが，出血が続く場合は患肢挙上および包帯による局所圧迫を行う. 切断指では，結紮や焼灼による止血は行わない.

3．術前検査

血液検査などの一般的な術前検査により全身状態を確認する. X線検査では，切断指末梢側も中枢側と一緒に撮影する.

手術体位，麻酔，消毒

仰臥位で手台を使用する. 駆血帯（ターニケット）を適宜使用する. 腋窩神経ブロックまたは全身麻酔で行う. 腋窩神経ブロックについては，0.75％ロピバカインとエピネフリン入り 1％リドカインを等量混合したものを 20〜30 mL 使用すると，長時間の麻酔効果が得られる. 腋窩神経ブロックの場合は，長時間手術であるので鎮静の併用が望ましい. デクスメデトミジン塩酸塩やミダゾラムが使用されている[12]. 中枢側は，汚染が強ければポビドンヨードスクラブを用いてブラッシング洗浄後，10％ポビドンヨード液で消毒する. ブラッシングは創部周囲までで創部をブラッシン

グする必要はない. 末梢側切断指は，生理食塩水で 0.5％に希釈したポビドンヨード液でゆすいだ後に生理食塩水で十分に洗浄しておく.

手 術
（手術手技詳細は，Zone 別の各稿を参考にされたい.）

1．デブリードマン

まず，拡大鏡または顕微鏡下に創部の異物を丁寧に取り除き，挫滅の強い組織を切除し，生理食塩水にて十分洗浄する. 工場での受傷による機械油やグリースなどの汚染に比べて，農業，畜産業に関連した受傷による土壌や草木片などの有機物による汚染は，細菌叢も異なり感染の原因となりやすいので特に丹念に洗浄し取り除く[13][14].

2．マイクロ用針付き糸の取り扱い

切断指再接着術では，血管吻合や神経縫合に 10-0 や 11-0 のマイクロ用針付き糸を使用する. これらの針付き糸は，非常に小さいので紛失すると発見は困難である. 当院で行っている紛失予防策を紹介する[15]. 当院では，マイクロ用針付き糸収納用の箱（通称，お弁当箱）とその取り扱い方法の説明書を滅菌パックしている（図 3）. 術中に術者は，針付き糸を術野に置かずに，都度，お弁当箱に戻すようにする. お弁当箱を使用開始してから，当院では不慣れな術者が針を紛失することは激減した.

Ⓐ お弁当箱に生食で湿らせたガーゼを入れておく

Ⓑ 最初にパッケージからマイクロ用持針器で針付き糸を取り出して使用し，その後，術野から針付き糸を戻す際は，医師がお弁当箱の中の生食ガーゼの上に針付き糸を戻し，看護師がガーゼの上に針が戻ったことを確認してガーゼを 2 つに折って針付き糸を挟んでおく.

Ⓒ 再び針付き糸を使用する際は，お弁当箱の中の畳んであったガーゼを広げて針付き糸をマイクロ用持針器で拾い上げる. そして，使用した後は，都度，お弁当箱の中のガーゼに針付き糸

を戻す．術野には針付き糸を置かない．また，
紛失予防のために針付き糸の糸は，最後まで使
い切らずに1 cm以上は残すようにする．

3．ドレッシング

創部にガーゼ固着予防に非固着性のシリコーン
ゲルメッシュドレッシング材を貼付し，全指間に
さばきガーゼを挿入してbulky dressingを行う．
圧迫と絞扼を再接着指に加えないように注意す
る．その後，ギプスまたはシーネにて前腕から指
までの外固定を行う．

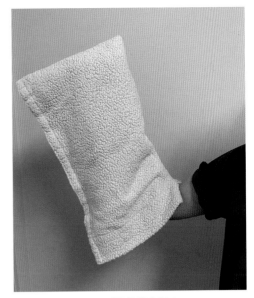

図4．切断指保温専用カバー

術後管理

1．抗凝固療法

当院では，術後より1週間，プロスタンディン
E製剤120 μgとヘパリン10,000～15,000単位を
1日量として持続点滴投与している．ヘパリンは
反応性に個人差があるので出血量，血液凝固能検
査を参考に投与量を調節する．また，ヘパリン起
因性血小板減少症の発生にも注意しなければなら
ない．切断指再接着術後にヘパリンの投与は必要
ないという報告もある[16)17)]．切断指再接着術周術
期における抗血栓療法の臨床的効果と安全性につ
いては未だはっきりとした結論は出ておらず，明
確な結論が出るまでは，抗凝固療法は，生じ得る
有害事象と期待される効果との兼ね合いで調節せ
ざるを得ない[18)]．

2．安静度

術後2週間は，患肢挙上を厳守，血管攣縮予防
に保温を行う．当院では，保温専用のカバーを作
成している（図4）．歩行は，伝達麻酔の効果がな
くなり患肢挙上が可能となれば許可している．ま
た，術後，可及的早期に肩関節拘縮予防および再
接着指の血流量を増加させるために，患側肩関
節，肘関節屈伸による患肢挙上運動を患者に促し
ている[19)]．血管攣縮予防のため寒冷時の外出は禁
止する．

3．血流のチェック

術後1週間までは3時間ごと，その後2週間ま
では8時間ごとに血流を色調，皮膚温，capillary

refillなどにより確認する．わかりにくい時は，細
い注射針によるpin prickにより出血を確認する．
不全切断で神経の連続性がある時は痛みを生じる
ので行ってはいけない．色調が蒼白となる阻血，
暗赤色となるうっ血を疑う場合は，躊躇せず速や
かに手術室にて動静脈の確認，再吻合を行う．

4．鎮痛，その他

術後の疼痛は血管攣縮の原因になるために十分
な鎮痛剤の投与を行う．

術後3か月は禁煙とする．

コーヒーや紅茶などからのカフェインの摂取が
切断指再接着術後の血行動態に与える影響につい
て，未だエビデンスのある報告は存在しないが血
管収縮の可能性を少しでも減らすために，一時的
にカフェイン含有食品の摂取を制限することが勧
められている[20)]．

5．創処置

出血量が多い場合は，ガーゼが創部に固着しな
い2，3日のうちに交換する．大量の出血による
ガーゼの汚染がなければ術後2週まで行わない．
術後2週経過すれば，前腕よりの外固定を解除し，
外傷を受けていない部位のガーゼを愛護的に除去
し患指に影響を及ぼす部位のみの外固定に変更す
る．創部周囲のガーゼは可及的に除去するのみで

創部に固着したガーゼを無理に除去する必要はない．術後3週で抜糸を行う．術後3週経過すると創部の上皮化は，ほぼ完了しており固着したガーゼも除去しやすくなっている．

6．リハビリテーション

Zone 別に異なるので各稿を参考にされたい．

参考文献

1) 生田義和ほか：切断肢指再接着．微小外科 改訂第2版．84-137，南江堂，1993．
2) Tamai, S.：Twenty years' experience of limb replantation—review of 293 upper extremity replants. J Hand Surg Am. **7**(6)：549-556, 1982.
3) Yamano, Y.：Replantation of the amputated distal part of the fingers. J Hand Surg Am. **10**(2)：211-218, 1985.
4) 石川浩三ほか：手指末節切断に対する新しい区分法(Zone 分類)．日マイクロ会誌．**3**：54-62, 1990.
5) Chung, K. C., et al.：Patient-reported and functional outcomes after revision amputation and replantation of digit amputations：the FRANCHISE Multicenter International Retrospective Cohort Study. JAMA Surg. **154**：637-646, 2019.
   Summary 多施設多国間での切断指についての断端形成術と再接着術に対する後ろ向きコホート研究．
6) Yoon, A. P., et al.：Reliability and validity of upper extremity patient-report outcome measures in assessing traumatic finger amputation management. Plast Reconstr Surg. **145**(1)：94e-105e, 2020.
7) 玉井　進：切断手指の治療．整形外科 MOOK．**15**：159-171．1980．
8) 石川浩三ほか：手指末節切断再接着分類—その後10年の再検討—．日手会誌．**18**：870-874，2001．
   Summary 末節切断に対する区分分類(Subzone 分類)を詳細に記した文献，区分別の吻合のコツについても述べられている．
9) 山野慶樹：指尖切断再接着の成績と適応．日マイクロ会誌．**4**：174-182，1991．
10) Cavadas, P. C., et al.：Immediate versus overnight-delayed digital replantation：comparative retrospective cohort study of survival outcomes. J Hand Surg Am. **43**(7)：625-630, 2018.
11) Harbour, P. W., et al.：Delayed digit replantation：what is the evidence? J Hand Surg Am. **46**(10)：908-916, 2021.
12) 伊藤謹民：【形成外科手術 麻酔マニュアル】鎮静を併用した局所麻酔手術．PEPARS．**193**：27-31，2023．
13) Brennan, S. R., et al.：Infection after farm machine-related injuries in children and adolescents. Am J Dis Child. **144**(6)：710-713, 1990.
14) 荒田　順ほか：コンバインによる切断指症例の検討．日形会誌．**26**：93-96，2006．
15) 石河利広：術式別の術中看護マニュアル 切断指再接着術．オペナーシング．**2017**(臨時増刊)：113-125，2017．
16) 松末武雄，高見昌司：再接着術後のヘパリンは必要か？．日マイクロ会誌．**29**(4)：211-216, 2016．
17) Zhu, L. M., et al.：The role of intravenous heparin following digital replantation：a retrospective cohort study on 1,155 digits. J Hand Surg Am. **48**(3)：263-272, 2023.
18) Reissis, D., et al.：Perioperative thromboprophylaxis in digital replantation：a systematic review. Plast Reconstr Surg Glob Open. **21**：8(5)：e2806, 2020.
19) 土岐　玄，石川浩三：切断指再接着における血流量の変化の検討(第2報)：運動の効果について．日マイクロ会誌．**9**：1-9，1996．
20) Shaughness, G., et al.：Dietary guidelines for caffeine and chocolate after digital replantation. J Hand Surg Am. **40**(4)：810-812, 2015.

PEPARS創刊200号記念 特別臨時増大号！

No. 200

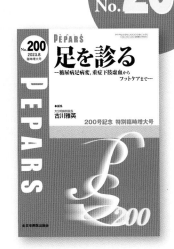

PEPARS（ペパーズ）

足を診る

─糖尿病足病変，重症下肢虚血からフットケアまで─

編集 **古川 雅英** 大分岡病院，院長

2023年8月発行 B5判 202頁 定価5,500円（本体5,000円＋税）

チームで"足を診る"を1冊にまとめた集大成！
それぞれの職種・立場が持つ知識とコツを
あますことなく詰め込みました！

さらに詳しい情報と
各論文のキーポイントはこちら！

全日本病院出版会

〒113-0033 東京都文京区本郷 3-16-4　Tel：03-5689-5989
http://www.zenniti.com　　　　　　　　Fax：03-5689-8030

PEPARS No.202：8-18, 2023

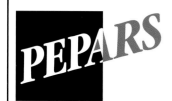

末節切断
―血管吻合を行わない手術方法：graft on flap―

柳下幹男[*1]　平瀬雄一[*2]　島田賢一[*3]

Key Words：oblique triangular flap, 逆行性指動脈皮弁(reverse digital arterial flap), 拡大母指掌側前進皮弁(extended palmar flap advancement with V-Y plasty), 爪床移植(nail bed graft), 骨移植(bone graft), claw nail deformity

Abstract　後爪郭以遠のレベルでの末節切断で，再接着の適応がない症例に対して，graft on flap法はよい適応となる．本法の概念は，指尖の掌側を局所皮弁で再建し，背側に発生した皮弁裏面のraw surfaceに遊離爪床を移植するというものである．掌側の再建において，手指に対してはoblique triangular flapもしくは逆行性指動脈皮弁を選択し，母指に対しては拡大母指掌側前進皮弁を選択する．背側の再建については，切断された指が残っている症例に対しては，爪床・側爪郭・爪下皮と末節骨を一塊に複合組織として採取し，これを皮弁の上に移植する(composite graft)．切断された指が使えない場合は，足母指から爪床を採取して皮弁の上の移植し，必要であれば術後約1か月で二期的に足第Ⅱ趾あるいは第Ⅲ趾末節骨から骨移植を行う．移植骨をできるだけ生着させるために，掌側を十分な組織量の皮弁で再建し，骨膜が付いた足指末節骨を用いて骨移植する．graft on flap法は，血管吻合による再接着と同様に末節切断の再建方法の1選択肢になると考える．

はじめに

末節切断に対して再接着術が理想的な術式であることに議論の余地はない．一方で，引き抜き損傷で血管の挫滅が強い症例など，再接着術の適応がないものも多く存在する．

切断指のcomposite graftは，手技が簡便であるが，その生着は不安定であり，末節骨を含むレベルでの切断ではその機能予後は不良である[1]．graft on flap法は，再接着術とcomposite graftのそれぞれの利点・欠点を補う簡便な方法として有用である．さらに切断指がない症例でもgraft on flap法の概念を用いて足指からの爪床移植による指尖部再建が可能である[2]．

graft on flap法の概念

本法は1995年に松井ら[3]が初めて報告し，その後に共同著者である平瀬らがgraft on flap法と命名し適応を拡大した[4]．海外でも同様の手術法が報告されている[5)6)]．

graft on flap法の概念は，指尖の掌側を局所皮弁で再建し，皮弁裏面に発生したraw surfaceに爪床を移植するというものである．切断された組織がある場合は，爪床・側爪郭・爪下皮と末節骨を一塊にして分離し，これを複合組織として局所皮弁の上に移植する(composite graft)．移植する複合組織の組織量が少ないため，十分な血流を保った皮弁の上に移植することで生着が期待できる．また，局所皮弁で断端部すべてを被覆する必要がないため，緊張なく皮弁を固定することができること，掌側に十分な組織を移植できることが利点となる．切断された組織がない場合は，背側の再建に足指からの遊離爪床移植を行い，必要であれば足指末節骨から骨移植を行うが，同時に移植することはできないため，骨移植は二期的に行う(図1)．

*1　Mikio YAGISHITA, 〒920-0293　石川県河北郡内灘町大学1-1　金沢医科大学形成外科，講師
*2　Yuichi HIRASE, 〒102-0084　東京都千代田区二番町7-7　四谷メディカルキューブ手の外科・マイクロサージャリーセンター，センター長
*3　Kenichi SHIMADA, 金沢医科大学形成外科，教授

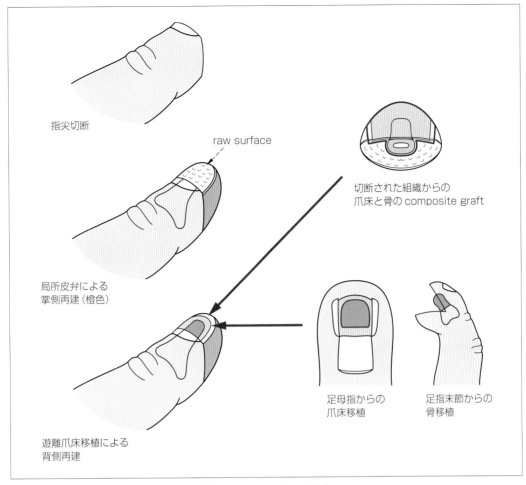

指尖切断

raw surface

局所皮弁による
掌側再建（橙色）

遊離爪床移植による
背側再建

切断された組織からの
爪床と骨の composite graft

足母指からの
爪床移植

足指末節からの
骨移植

図 1. graft on flap の概念

手術の実際

1．手術適応

　爪母が温存されていることが必須であり，爪床レベルでの末節切断が適応となる．切断状態によっては再接着術も適応となるため，術中に吻合血管を検索し，再接着が不可能と判断した時点で，本法に切り替えることも可能である．

2．掌側の再建

　手指（示指から小指）に対しては oblique triangular flap もしくは逆行性指動脈皮弁を選択し，母指に対しては，拡大母指掌側前進皮弁を選択する．

A．oblique triangular flap[7]（図 2）

　片側の指神経血管束を茎とした島状皮弁であ

る．掌側の組織欠損が小さい症例に適応となる．皮弁を 12 mm 以上進展させると異常知覚の原因となるため[8]，進展は 10 mm までにとどめる．示指・中指・環指は尺側に，小指は橈側に皮弁を作成する．

　皮弁のデザインは，完全な指側正中を引いて指切断端の短径の幅で皮弁末梢の幅を決定する．基部は PIP 関節までとして，斜め方向の細長い V 型皮弁とする．皮弁を末梢から腱鞘上で剥離すると，皮弁裏面に神経血管束が同定できる．皮弁の茎周囲に脂肪組織を多くつけて指基部まで十分剥離し可動化させる．さらに指掌側を広く剥離することで，皮弁移動時に皮弁茎が掌側に移動することができ，より緊張なく皮弁を移動させることが

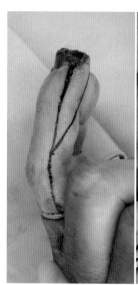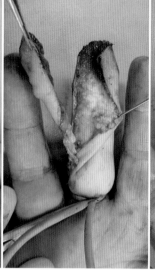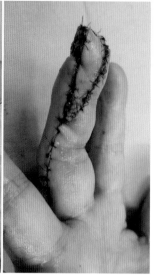

図 2.
oblique triangular flap（右中指）
   a：切開ライン
   b：皮弁挙上と指掌側の剝離
   c：皮弁移動後

可能になる（図 2-b）．これが，術後の知覚異常や PIP 関節拘縮の予防となる．

B．逆行性指動脈皮弁[9]（図 3）

片側の固有指動脈の中節部横連合枝を介した逆行性血行で栄養された皮弁であり，手指指腹部に対して十分な組織量を移行できる．皮弁採取部に植皮を要するが，示指，中指，環指において皮弁採取部を尺側にすれば，整容的に問題になることは少ない．

皮弁のデザインは，まず側正中上の横連合枝が位置する中節中央にマーキングをおき，同部位を損傷しないようにさらに 2 mm 中枢を pivot point とする．指尖部から pivot point までの距離を計測し，同じ距離で中枢に皮弁をデザインする．皮弁は欠損より約 15％増の大きさとし，皮弁縫合時の血管茎の緊張を和らげるために基部に小三角弁を付ける（図 3-a）．血管茎の剝離は，はじめに指神経血管束を pivot point まで一塊として挙上した後に，神経のみを丁寧に剝離する．我々は，手術用顕微鏡を用いて行っている．これにより血管茎周囲に脂肪組織を残すことができ，この脂肪内にある静脈が皮弁のうっ血の予防に寄与する．ここまでは駆血下で行うが，血管茎を剝離した後は，中枢の指動脈を血管クリップで遮断した状態で駆血を解除し，皮弁に逆行性の血流が入ることを確認した上で中枢の動脈を結紮切離する（図 3-b）．皮弁が緊張なく移動することを確認して，指尖部

へ皮弁を縫合するが，皮弁の血流不全を予防するために皮弁は疎に縫合する．皮弁採取部には全層植皮を行い tie-over 固定を行う．

C．拡大母指掌側前進皮弁[10]（図 4）

母指の指尖部再建の原則は母指掌側の volar flap advancement であるが，これを母指球部まで拡大した方法である．母指球部には母指主動脈が横方向に走行しておりこれが血管茎になる．血管茎の走行が皮弁の進展方向と異なるため，皮弁を移動させても，血管茎が引っ張られることがなく，最大 30 mm 程度まで移動させることができる．

皮弁作成は，母指両側側正中を中枢へ伸ばし，母指球全体を包むように皮弁中央を膨らませたデザインとする．皮弁の中枢，皮弁辺縁の MP/IP 関節部に Z 形成のデザインをしておく（図 4-a）．母指球部で横方向から皮弁内に入る母指主動脈と指神経を同定し温存する（図 4-b）．続いて指尖部から皮弁を腱鞘上で挙上していくが，この時に可能であれば指動脈から分岐する背側枝を数本温存できるとよい．実際には背側枝を切離しても母指背側の血流障害をきたすことはない．十分可動化できたら皮弁を末梢方向に移動させて縫合し，術前にデザインした Z 形成術を行うことで拘縮を予防する（図 4-c）．皮弁の後退を防ぐ目的で，皮弁の尖端に 1 mm の鋼線刺入し末節骨に固定する．また指尖部の膨らみを出すために，皮弁末梢を V 字状に切除して dog ear を作るように縫縮するとよい．

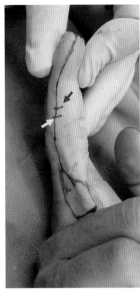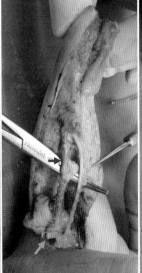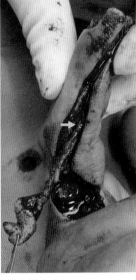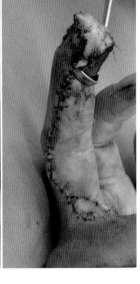

a│b│c│d
図 3. 逆行性指動脈皮弁
　a：切開ライン（赤矢印：中節中央のマーキング，黄矢印：皮弁茎の pivot point，青矢
　　印：皮弁基部の小三角弁）
　b：血管茎の剝離（赤矢印：血管茎，黄矢印：剝離した神経，青矢印：血管クリップ）
　c：皮弁挙上後（黄色矢印：pivot point）
　d：皮弁移動後

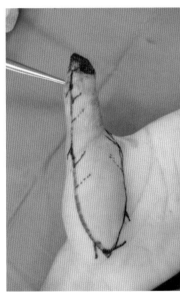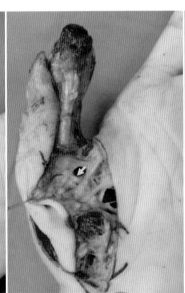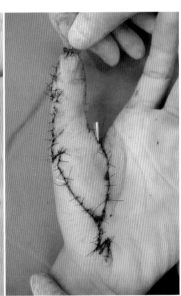

a│b│c
図 4. 拡大母指掌側前進皮弁
　a：皮弁デザイン．IP/MP 関節部に Z 形成をデザインする．点線は皮弁進展後の予想切
　　開ラインを示す．
　b：皮弁の横方向から流入する血管茎（赤矢印）と神経（黄色矢印）
　　血管径の走行が皮弁の進展方向と異なるため，皮弁移動時に血管茎にかかる緊張が少
　　ない．
　c：皮弁移動後

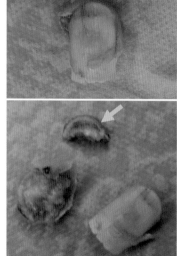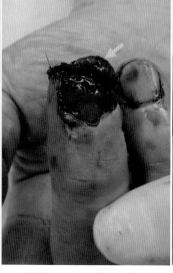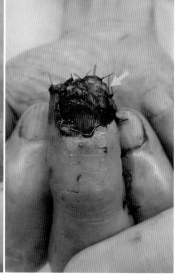

図 5. composite graft

a｜
b｜c｜d

a：切断された組織
b：爪・指腹部組織を分離し，爪床・側爪郭・爪下皮・末節骨を一塊として採取する（矢印）．
c：皮弁移動後，背側に raw surface が発生する（矢印）．
d：背側の raw surface に composite graft を行う（矢印）．

3．背側の再建

A．切断指がある場合：composite graft（図5）

爪床と直下の末節骨，側爪郭を切断指から一塊に分離する．爪床と末節骨がはがれないようにしながら，できる限り掌側の脂肪組織を除去する．この複合組織を皮弁の背側 raw surface に移植する．1.0 mm もしくは0.8 mm の鋼線で骨固定を行い，皮膚側を 5-0 ナイロン糸で，爪床は細い吸収糸（8-0 VICRYL® など）で密に縫合する．術後爪床の乾燥を防ぐ必要がある．爪甲があればシラー法を準じて爪を固定し[11]，爪床を保護する．爪がなければ，綿球で tie-over 固定を行う．tie-over 固定解除後も，抗生剤軟膏を塗布する．

B．切断指がない場合：自家組織移植

Composite graft の代わりに，足母指からの爪床を移植する．また必要であれば足指末節骨を部分採取して骨移植を行う．爪床移植と骨移植を同時に行った場合，移植骨の上に爪床を移植することになり，爪床が生着しない．そのため，掌側を皮弁で再建した際に，爪床移植のみ行い，術後1か月程度で二期的に骨移植を行うことが望ましい．

1）爪床移植（図6）

爪床は足母指から採取する．両側側爪郭部の爪甲を温存して中央のみを剥離挙上して爪床を露出させる．爪床中央から厚め分層で11番メスを用いて丁寧に採取する．その後，挙上した爪甲を戻してサージカルテープで固定する．爪甲中央から採取することに注意すれば，術後変形はきたさない（図7-f）．移植時は composite graft と同様に細い吸収糸で密に縫合する．

2）骨移植（図7）

足指第Ⅱあるいは第Ⅲ趾末節骨を部分採取する．趾尖部を切開し，骨膜を損傷しないように末節骨を剥離する．爪母のレベルを超えない位置で，鋼線を使って数か所ボーリングを行い，骨ノミで採取するが，骨膜が全周性についた状態で採取する．爪母以遠のレベルで採取すると，術後変形はほとんど気にならない（図7-f）．長さは約5〜8 mm 程度しか採取できないが，graft on flap 法で移植する骨の長さとして十分である．移植は掌側を再建した皮弁に小切開を行い移植する（図7-d，e）．

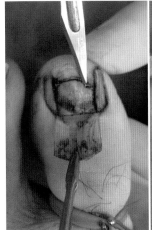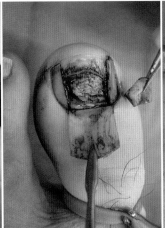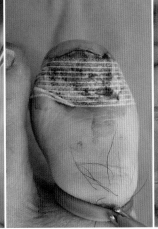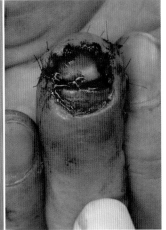

a | b | c | d

図 6. 爪床移植

a：11番メスを使用して爪床を中央から分層で採取する.

b：爪床採取後

c：剝離した爪甲を戻してサージカルテープで固定した.

d：爪床移植

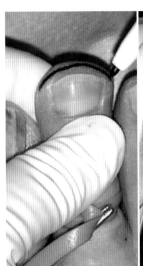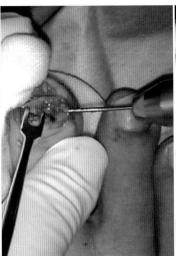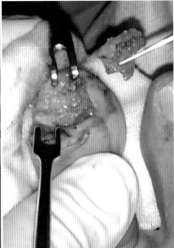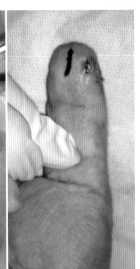

a | b | c | d
____
    e | f

図 7.

骨移植

a：皮膚切開デザイン

b：鋼線で骨切り線をボーリングする.

c：骨ノミで採取する.

d：移植部の皮膚切開デザイン. 拡大母指掌側前
　進皮弁の掌側を皮膚切開した.

e：移植骨を挿入する.

f：右母趾から爪床採取, 右第Ⅱ趾末節骨から骨
　採取後9か月時. 採取部の変形は認めない.

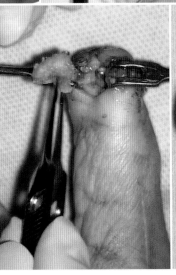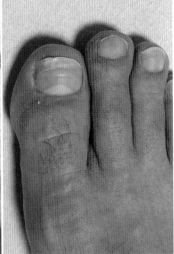

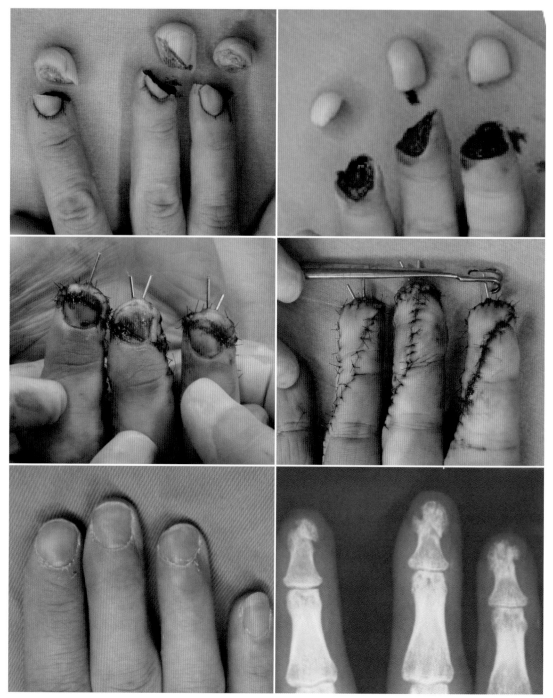

図 8. 症例 1：45 歳，女性．右示指・中指・環指指尖部切断
a，b：術前
c，b：oblique triangular flap と composite graft による再建
e，f：術後 6 か月時．骨は生着し，指尖部形態が保たれた．
（文献 4 より引用）

a	b
c	d
e	f

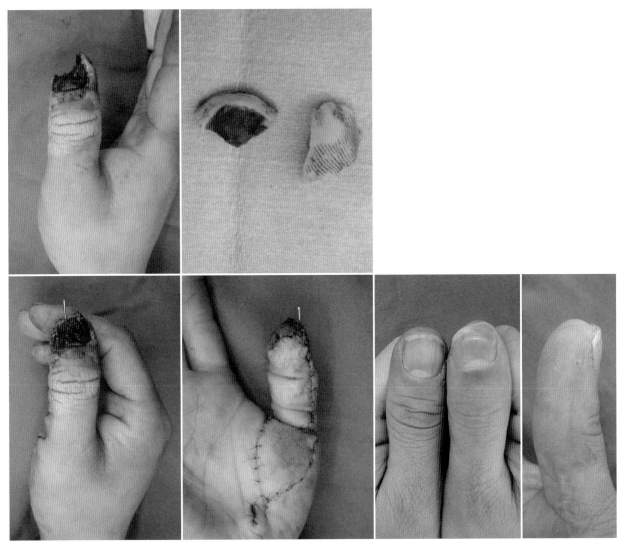

a	b
c	d	e	f

図 9. 症例 2：34 歳．男性．右母指指尖部切断

a：術前
b：分離した composite graft
c，d：拡大母指掌側前進皮弁による graft on flap 後
e，f：術後 7 か月時

代表症例

症例 1：45 歳．女性．右示指・中指・環指指尖部切断(図 8)

3 指の鋭的切断であり，切断された指が残っていた．oblique triangular flap と composite graft で再建した．術後 6 か月で composite graft は骨を含め生着した．

症例 2：34 歳．男性．右母指指尖部切断(図 9)

切断された指があり，拡大母指掌側前進皮弁と composite graft で再建した．術後 6 か月時点で萎縮は軽度であり良好な指尖部形態が得られた．

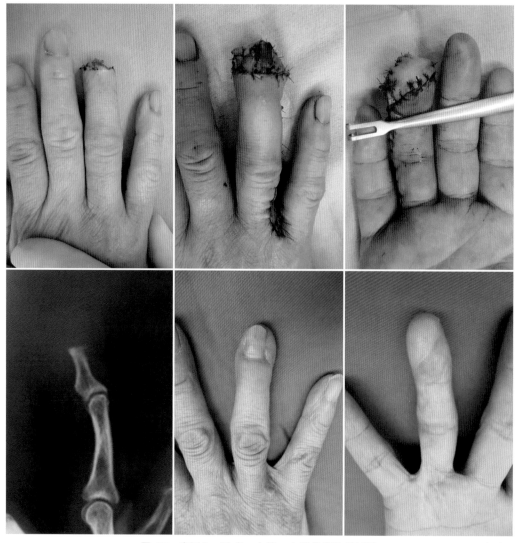

図 10. 症例 3：50 歳，女性．右環指指尖部切断

| a | b | c |
| d | e | f |

a：術前
b，c：再建後．背側再建は爪床移植に加え，側爪郭部に分層植皮を行った．
d：術後 18 か月の X 線画像．移植骨は吸収された．
e，f：術後 3 年時．爪甲の変形を認めなかった．

症例 3：50 歳，女性，右環指指尖部切断（図 10）

後爪郭部での切断で，切断された指はなかった．掌側は逆行性指動脈皮弁で再建し，背側には爪床移植と骨移植を行った．爪床移植のみでは背側両外側に raw surface が残存したため，分層植皮を行った（図 10-b）．術後 18 か月時点で，移植骨は吸収された．しかし，術後 3 年後でも指尖部の動揺性はなく，爪甲は鷲爪変形を認めなかった．

graft on flap 法の有用性

末節切断の場合，爪母が残り，爪床・末節骨が部分欠損となるため爪は弯曲し，いわゆる claw nail deformity に陥ってしまう．claw nail deformity の原因は爪の下支えとなる末節骨と掌側組織の欠損である．したがって，掌側を十分な組織で再建することと，爪床下に骨もしくはそれに代わる支持組織があることが，指尖部再建の重要な項目となる．切断された組織からの composite graft を行った場合，末節骨の骨長維持率は60％前後と報告されている[12][13]．composite graft の生着に寄与する要因として，血流の豊富な raw surface に移植することが挙げられる．母指に関しては，拡大母指前進皮弁は末節切断であれば，十分な組織を移動させることができる．手指の場合，oblique triangular flap がよく選択されるが，掌側が指尖部まで十分に再建できない症例もある．切断レベルが後爪郭に近い症例や，掌側の組織欠損サイズが大きい症例では，積極的に逆行性指動脈皮弁を選択することが望ましいと考えている．

切断された指がない症例に対する骨移植に関して，Sano ら[14]は，末節切断後の陳旧例に対して骨移植と爪床移植を行っても，著明な骨吸収とともに爪変形の後戻りが発生したと報告している．筆者らの自家組織を用いて graft on flap 法を行った症例でも，移植骨の吸収を認めたものが45％に及んだが，移植骨が生着した症例も多く存在した[2]．この結果の違いには，選択する移植骨の採取部位が関与していると推測される．Sano らは腸骨から採取しており，移植骨周囲に骨膜を有しない．しかし，筆者らは足指から全周性に骨膜を温存して採取している．この骨膜が移植骨の生着の要因になっていると考えられる．一方で，移植骨が吸収された症例でも，claw nail deformity に陥る症例はなかった．この理由として，吸収された移植骨は，X 線上では骨として描出されなくても，爪床の下支えになる程度の支持組織として残っているのではないかと推測している．また過去には，十分な組織量を指腹部に移植すれば，それ自体が爪の変形を予防するという報告もあり[15]，十分な組織量での掌側再建が不可欠であると認識している．

前述したが，指尖切断に対しては再接着術を成功させることが最もよい結果になる．しかし，再接着術の不成功により組織がすべて壊死してしまうことも経験する．爪母が温存された先端切断の場合，graft on flap 法を選択肢に入れておけば，全壊死を防ぎ，より安全で確実な再建ができる．

切断された指がない症例の指尖部再建としても，本法がよい選択肢になる．さらに我々は，末節切断後の claw nail deformity に陥った症例に対しても本法で再建しており，爪変形の改善を獲得している[16]．

おわりに

末節切断に対する graft on flap 法について述べた．graft on flap 法は血管吻合が不要な手技であり，血管吻合を伴う再接着術より簡便な方法である．さらに切断指の指がなくても，同様の概念で指尖部の再建が可能な優れた方法である．再接着による再建を目指しながらも，本法を第2選択肢として考慮することで，よりよい指尖部再建を行うことができる．

参考文献

1) 楠原廣久ほか：指尖部切断における composite graft の検討．形成外科．**50**：737-742, 2007.
   Summary composite graft の適応について考察した．
2) 柳下幹男ほか：graft on flap 法を用いた指尖部再建．日手会誌．**38**：112-117, 2021.
   Summary 末節切断において，切断指がある症例，ない症例，陳旧例，それぞれに対する graft on flap の適応について述べた．
3) 松井瑞子ほか：指知覚皮弁と爪移植による指尖部切断の再建．日形会誌．**12**：597-600, 1995.
   Summary 指皮弁と爪床移植による指尖部再建を本邦で初めて報告した．
4) 平瀬雄一ほか：新しい再接着 指尖爪部切断に対する graft on flap 法の実際．日手会誌．**20**：501-504, 2003.
   Summary graft on flap 法の基本概念とその適応について報告した．
5) Netscher, D. T., et al.：Reconstruction of fingertip amputation with full-thickness perinychial grafts from the retained part and local flap. Plast Reconstr Surg. **104**：1705-1712, 1999.
6) Brage-Silva, J., et al.：Repositioning and flap replacement in fingertip injuries. Ann Plast Surg. **47**：60-63, 2001.
7) 平瀬雄一：やさしい皮弁 第1版．156-159, 160-

164, 克誠堂出版, 2009.

8) Sano, K., et al. : Relationship between sensory recovery and advancement distance of oblique triangular flap for fingertip reconstruction. J Hand Surg Am. 33 : 1088-1092, 2008..
　Summary　oblique triangular flap の進展距離が 12 mm 以上で知覚異常になりやすいと報告した.

9) 平瀬雄一：やさしい皮弁 第1版. 173-178, 克誠堂出版, 2009.

10) 平瀬雄一：やさしい皮弁 第1版. 165-167, 克誠堂出版, 2009.

11) 楠原廣久：【STEP by STEP の写真と図で理解する 手指の外傷治療】指尖部損傷—末節骨開放骨折の鋼線固定およびシラー固定法/composite graft(複合組織移植)と手掌ポケット法—. PEPARS. 158 : 9-21, 2020.
　Summary　シラー法の手術手技について詳細に記されている.

12) 佐藤陽介ほか：Graft on flap 法施行例での骨癒合の詳細. 日手会誌. 34 : 395-399, 2017.

13) 横尾由紀ほか：指尖部再接着後壊死例に対する再建方法として, graft on flap 法の有用性ついての検討. 日手会誌. 38 : 744-748, 2022.

14) Sano, K., et al. : Does graft on flap method work on sequela of fingertip amputation? J Hand Surg Asian-Pac. 21 : 428-431, 2016.

15) Netscher, D. T. : Regarding "fingertip" reconstruction with simultaneous flap and nail bed grafts following amputation. J Hand Surg Am. 39 : 171-172, 2014.
　Summary　指尖部再建において, 皮弁と爪床移植で爪の変形を予防できたと報告した.

16) Yagishita, M., et al. : A new surgical strategy for reconstruction of claw nail deformity. J Plast Hand Surg. 56 : 127-132, 2021.

PEPARS No.202：19-30, 2023

◆特集／切断指　ZONE別対応マニュアル！

どう対応する!? Subzone I

楠原　廣久*

Key Words：サブゾーンI（Subzone I），複合組織移植（composite graft），指尖部切断（fingertip amputation），指尖部再接着（fingertip replantation），指尖部解剖（fingertip anatomy）

Abstract　指尖部切断においてSubzone I切断，特にAllen分類type I，IIでは，composite graftが第1選択である．Subzone I切断のAllen分類type IIIでは，顕微鏡下で吻合可能な血管が見つかることもあり，動脈吻合だけでも生着するが，鬱血が強いと，組織が小さく瀉血が困難で全壊死となりやすい．一方composite graftは，Subzone I切断ではAllen分類type IIIでも生着率が高い．Subzone I切断では，血管吻合による再接着は効率が悪く，逆にcomposite graftは，新生血管が樹枝状の既存の血管とつながることで生着しやすい可能性が推察される．結果，生着率と手技の簡便さから，composite graftで十分とも考えられる．Composite graftの手技から後療法とSubzone Iの血管解剖と再接着について述べる．

Subzone I切断とは

まず，指尖部の構成組織である末節骨や，爪甲，爪床，爪周囲組織を含む皮膚・皮下組織，血管神経の解剖を把握しておく必要がある．解剖と切断の分類を示す（図1，2）．

Ishikawa分類[1]Subzone Iの定義として，Tamai分類Zone Iの爪の中央から遠位，つまり尖端までの切断である．解剖としては，爪下皮（hyponychium），爪床，指腹があり，末節骨の粗面（tuft）の先が含まれることがある．また，Subzone IにはAllen分類[2]type I，IIとtype IIIの一部が含まれる．

Subzone I切断の治療選択

指尖部切断において，現在，Subzone IIより近位の指尖部切断は，血管吻合による再接着が第1選択となっている．しかし，Subzone I切断，特にAllen分類type I，IIではcomposite graftの生着率が高く，第1選択と考える．Subzone I切断のAllen分類type IIIでは，顕微鏡下で吻合可能な血管が見つかることもあり，動脈吻合だけでも生着する．しかし，鬱血が強いと，組織が小さく瀉血が困難で全壊死となりやすい．一方，composite graftは，Subzone I切断ではAllen分類type IIIでも生着率が高い．

Composite graftの生着率を向上させる方法として，①手掌ポケット法[3]（palmer pocket method：Brent変法）（図3），②graft on flap法[4]などがある．

手掌ポケット法は，composite graftの表皮を削

* Hirohisa KUSUHARA，〒589-8511　大阪狭山市大野東377-2　近畿大学形成外科，講師

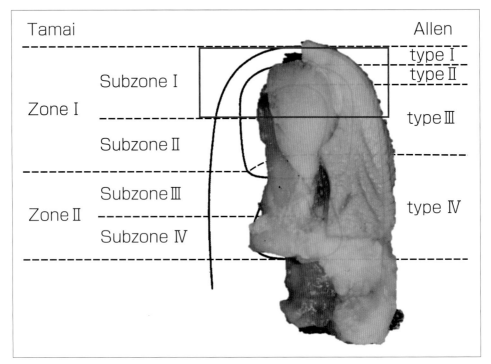

図 1. 指尖部切断の分類と Subzone I

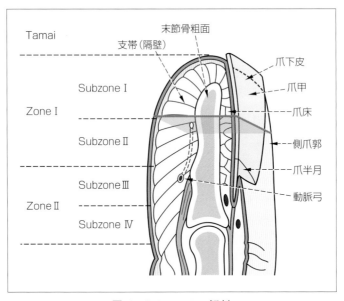

図 2. Subzone I の解剖

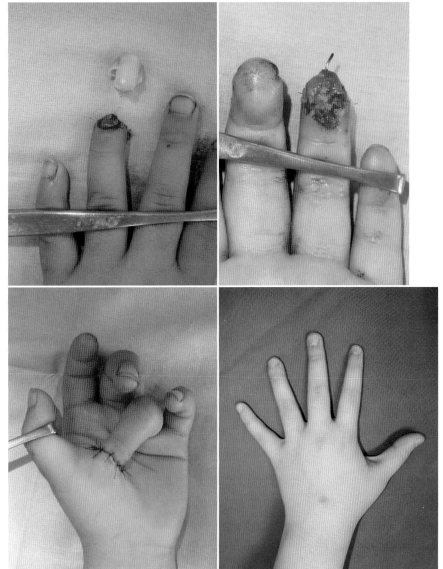

```
a b
c d
```

図 3. 手掌ポケット法
a：術前所見
b：切断指を denude している.
c：母指球部に埋入し固定した.
d：術後 6 か月所見. 生着している.

り，血流のよい手掌に埋入させることで生着を促す方法であるが，Subzone I 切断での composite graft の生着率を考慮すると過剰な治療である. 術後の関節拘縮や治療期間を考慮すると，なんとしても生着させたい若年者に限られると考える.

Graft on flap 法は，composite graft として生着しにくい指腹部分を切除して組織量を減らし，皮弁と組み合わせて生着率を上げる方法である. 切断指の指腹部分の挫滅があまりに強い時は選択肢となるが，Subzone I 切断であれば，一旦侵襲の少ない composite graft でよいと考える.

今回，composite graft の手技から後療法と，Subzone I の血管解剖と再接着について述べる.

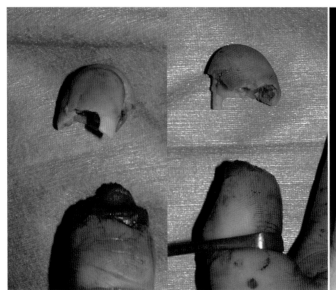

a．術前所見

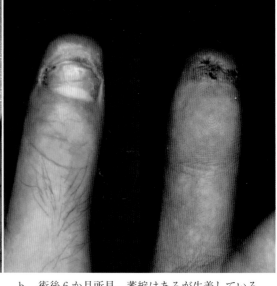

b．術後6か月所見．萎縮はあるが生着している．

図 4. Composite graft 症例

Composite graft（図 4）

　皮膚・皮下組織以外に爪や骨などの複合組織を含む移植であり，指尖部切断では元の位置に戻して縫着する術式である．

　Composite graft の適応は，組織生着が可能な移植片の大きさは約 $1.5\ \mathrm{cm}^3$ とされていることから，Tamai 分類 Zone I（石川分類 Subzone I，II，Allen 分類 type I ～ III）が適応と考えられる．小児であれば Allen 分類 type IV であっても生着すると言われているが，経験上，小児でも生着率が高いとは言えない．実際，Subzone II 切断になると自験例で 44％は川勝ら[5]の評価分類で poor な結果となる[6]ため，Subzone II 切断は血行再建による再接着が第 1 選択となる．しかし，Subzone I 切断においては composite graft の生着率は高く，新たな侵襲が少ないので第 1 選択と考える．

1．手　技

　爪床部に比べ指腹の生着は不良で，生着しても 20～25％は萎縮すること，切断指が壊死となった際にはデブリードマンを必要とし，骨露出を伴う場合には，指長温存のため皮弁などでの被覆が必要となる可能性を，術前に患者にも説明しておく．

① Digital block（1％リドカイン 5～10 mL を使用）で麻酔し，患指基部をネラトンカテーテル（6 Fr 程度）や glove tourniquet（清潔ゴム手袋を使用）で駆血する．汚染があれば洗浄しながら除去し，創部，特に爪床の状態や骨折の状態を確認する．

② Composite graft の生着は接着面からの血管新生に依存するため，断端の新鮮化は重要であるが，爪床の損傷おいては，デブリードマンは最小限としてできる限り温存するよう心掛ける．指腹においてもデブリードマンをしすぎると断端径が合わなくなるので最小限とすべきである．

　また，末節骨を極力短くしないよう努める．骨片は隔壁の線維性組織と骨膜がつながっているため転位は少なく，無理に摘出すべきでない．ただし，近位断端の爪床の挫滅が強い場合は，切断指断端から骨片を切除して組織量を減らし，"cap"法[7]（図 5）を考慮してもよい．

　また，薄くして植皮に近い状態にすることも有用ではあるが，指尖には軟組織が必要であり，挫滅が強くない限り控える．出血は血腫とならないよう止血する．

③ 切断組織を元の位置に縫着する．最初に両側の爪郭を縫合し，次に爪床を 6-0～8-0 の吸収糸で縫合する．先に爪床を縫合することで末節骨

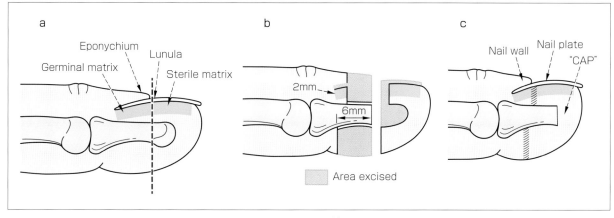

図 5. Cap 法

（文献 7 より改変引用）

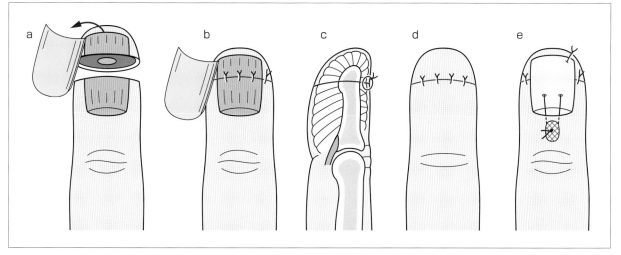

図 6. Composite graft のシェーマ
a：爪床を縫合する場合は，爪甲を一部側爪郭につけて剥がすようにしている．
b：側爪郭を合わせてから，爪床を吸収糸で縫合する．
c：爪床を縫合することで末節骨が合わさる．
d：指腹を縫合する．
e：爪甲を脱臼した爪根を爪洞に戻し，シラー法で固定する．爪甲の末梢が浮く
　　ようなら 1 針縫合する．

断端も合わさる．Composite graft は，皮膚・真皮を合わせることが重要であるが，縫合部は阻血であり，できる限り針数は少なくすべき（爪床を除き 4～6 針程度）である（図 6）．

鋼線固定は，切断指に末節骨粗面が含まれる場合でも鋼線により組織が引っ張られたり押されたりして阻血になるので，基本的に行わない．爪床が生着し爪が生えれば，骨癒合が得ら

れなくても安定性が得られ，骨移植まで必要となる症例はない．

爪根脱臼症例では，爪床は縫合せず，シラー法[8]（図 6）で固定するだけでも整復可能である．

2. 後療法

原則，術後 1 週間は DIP 関節をシーネまたはギプスシーネで伸展位固定し，そのまま close としておく．可能であれば術後 3 日目まで外から切断

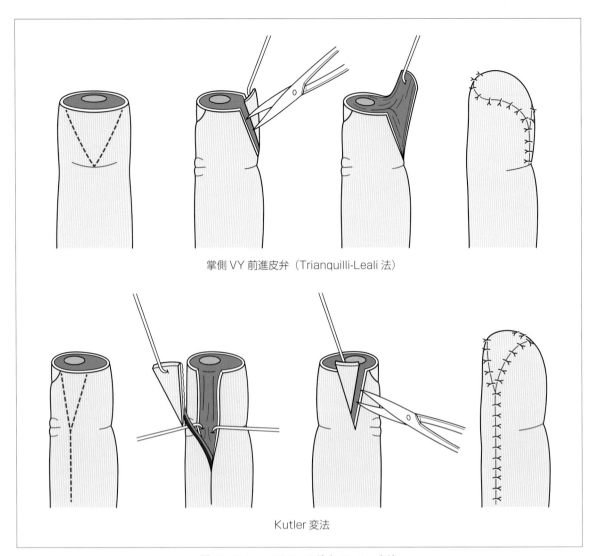

掌側 VY 前進皮弁（Trianquilli-Leali 法）

Kutler 変法

図 7. Trianquilli-Leali 法と Kutler 変法

部位を保冷剤や氷枕で冷却しておく[9].

　抜糸は術後10〜14日目で行う．シラー固定も術後2週間程度で抜糸をするが，爪甲は剝がれるまで置いておく．

　術後2(〜3)週まで，乾かさないよう wet dressing を続ける．Occlusive dressing として軟膏を多めに塗布し，フィルムや被覆材，一面紙を残したソフラチュール® などで被覆し処置している．アルミホイル法[10]（洗浄してポビドンヨードゲルを塗布しアルミホイルで被覆する方法）は経済面でもよい方法であるが，衛生上，滅菌するとなると煩雑となり，最近は行っていない．

3．壊死した際の治療法

　Allen 分類 type I，II であれば保存的治療（アルミホイル法や各種被覆材）でも十分治癒する．Allen 分類 type III の Subzone I 切断でも骨露出は伴うものの保存的に治癒し得る．Subzone I 切断では少なくとも爪が中央まで残存しているため，壊死となっても鉤爪(hook nail)変形をきたしにくいが，治療経過で末節骨を削ることとなり変形をきたすことがある．

　この部分の欠損は指の整容性だけでなく，つまみ動作やタイピングなど，機能性においても支障をきたすので重要である．

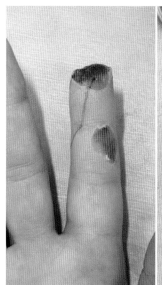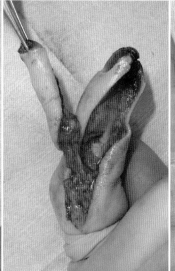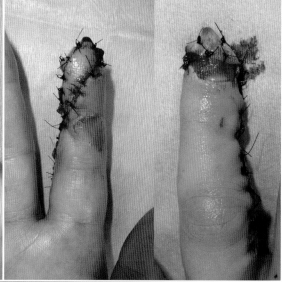

a | b | c
d

図 8.
Oblique triangular flap（Venkataswami
法）
　a：術前所見
　b：皮弁挙上時
　c，d：術直後所見．爪床部は無理に
　　縫合せず，人工真皮で被覆する．
　e，f：術後 6 か月所見．指長も保た
　　れ，爪の形態も良好である．

① 掌側 VY 前進皮弁（Trianquilli- Leali 法[11]，図
　7-a）
② Kutler 変法[12]（図 7-b）
③ Oblique triangular flap（Venkataswami 法[13]，
　図 8）
④ 母指球皮弁
⑤ 他部位から採取した composite graft
などが選択肢となる．いずれの方法もよい適応で
あるが，① Trianquilli-Leali 法や Kutler 原法で
は，皮弁の移動量が少なく Subzone I 切断でのみ
適応と考えている．② Kutler 変法や ③ Oblique
triangular flap は比較的皮弁の移動量が大きく有
用であるが，Subzone I 切断に対して中枢への侵

襲が大きい．そのため，筆者は血管神経束の中枢
への剝離を最小限とし，片側を Kutler 原法の三角
弁で補うこともある．④ 母指球皮弁は 2 週間の固
定と二期的手術となるため選択してこなかった
が，患指の侵襲は少なく，肌理も一致しており，
若い人には有用な方法かもしれない．⑤ Hypo-
thenar composite graft[14]は，肌理が指尖に近い小
指球から皮膚皮下脂肪組織をつけて composite
graft として移植する方法や足趾の先端から必要
な composite graft（爪床と指腹の皮膚）を採取し，
指腹部皮下の脂肪弁を指尖に移動してその上に移
植する方法[15]など，一期的で患指の侵襲も少ない
有用な方法が報告されている．

血管吻合による再接着（図9）

筆者らの手技を述べるが，Subzone II 切断と同様である．

1．手 技

患指の血行を考慮し，伝達麻酔もしくは wrist block で麻酔し，ターニケットは巻いておく．

① まず爪床側を手前にして切断指をシーツに固定し，顕微鏡下に断端を観察する．
末節骨粗面の上の組織から動脈を同定する．解剖上，厳密な Subzone I 切断では吻合可能な血管を見つけることは困難である．しかし，Allen 分類 type III での Subzone I 切断においては，指腹の皮下軟部組織があり，特に末節骨粗面を含んでいれば，Subzone II 切断と同様，顕微鏡下で吻合可能な動脈が見つかることも多い．動脈が見つかれば糸かペンでマーキングしておく．
指腹皮下の静脈も同定しておいてもよいが，必ずしもその静脈の flow がよいとは限らず，長い時間をかけて探すべきではない．

② 次に患指断端を顕微鏡下で観察し，動脈を同定し，クレンメをかけておく．さらに患指断端の指腹皮下の静脈も（2本ほど）同定しておき，マーキングしておく．

③ 切断指と患指断端の側爪郭と爪床を縫合し，患指以外の手指を鉛手など用いて固定する．切断指断端をフックなどで軽く引き，断端同士を展開しておく．

④ 動脈同士が直接届くようならそのまま吻合するが，展開していると届きづらい．筆者らは視野の確保と血管の緊張緩和の観点から，母指球の皮下静脈を採取して静脈移植を行うようにしている．

⑤ また動脈吻合ができれば，静脈も back flow で膨らんでくるので吻合可能なものが見つかることも多い．マーキングしておいた患指断端の静脈の位置から切断指の静脈を探し，back flow のよい静脈と吻合する．静脈は皮膚から剝離し

ても展開が悪いことが多く，その際は静脈直上の皮膚を切開する．
動脈吻合だけでも生着するが術後しばらくは鬱血をきたす．鬱血が強い場合，瀉血を行うべきだが，Subzone I 切断では組織が小さいため魚口状切開が難しく，爪床からも出血を促しにくい．また鬱血から血行不良となると全壊死となることが多く，結果，Subzone I であっても静脈吻合も積極的に行うよう心掛けている．

⑥ 指腹皮膚を縫合し閉創する．縫合することで血行が悪くなる際は少し開けておき，人工真皮をおいておくこともあるが，極力皮膚を合わせて縫合する．

2．Subzone I 切断の再接着術について

Subzone I の指尖部切断では，基本 composite graft の適応であり生着率も高い．過去に調べた際も Allen 分類 type I，II においては composite graft でほぼ全例で excellent か good の生着が得られた[6]．過去には Subzone II や III でも血管を探すことなく composite graft を行っていた時代もあったが，現在では，Subzone II 切断でも動脈だけでなく静脈まで吻合を試みるのが当たり前となっている．実際，「吻合可能な血管はある」と思って探してみると見つかることを経験するが，composite graft でも十分生着する Subzone I 切断においても血行再建が当たり前となるのかは疑問である．

ここで，厳密な Subzone I で，かつ Allen 分類 type III の切断，つまり末節骨粗面を含む切断での再接着について末節部の解剖から考察する．

橈尺側の指神経は DIP 皮線レベルで3本に分枝したのち，指腹へ樹枝状に伸びている．Subzone I レベルではかなり枝分かれしており，年単位で知覚回復が得られることも言われており，神経縫合をすることはあまり効果的でないことが言える．

動脈は末節部に近位掌側動脈弓と遠位掌側動脈弓があり末節骨を栄養しているとされている（図10）．また，近位掌側動脈弓の掌側への分枝パターンは，I型，逆U字型，H型がある（図11）．

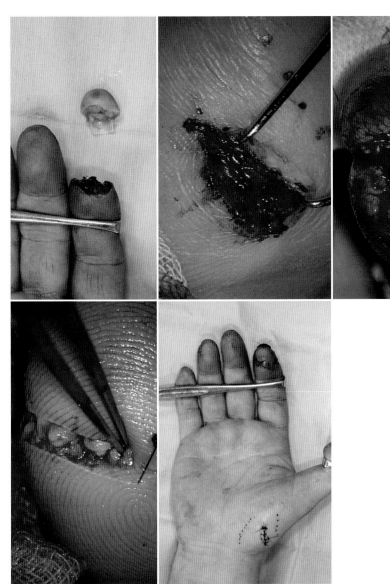

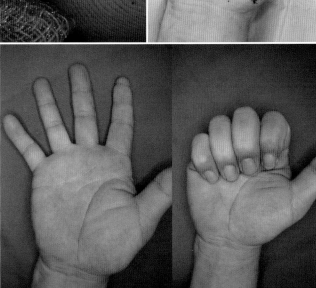

図 9.
Subzone I 切断の再接着
　a：術前所見
　b：母指球の皮下静脈を採取
　c：動脈は静脈移植を用いて吻合している.
　d：指腹皮下静脈を吻合
　e：術直後所見
　f：術後 6 か月所見．Ring contracture を
　　きたしているが，生着している.

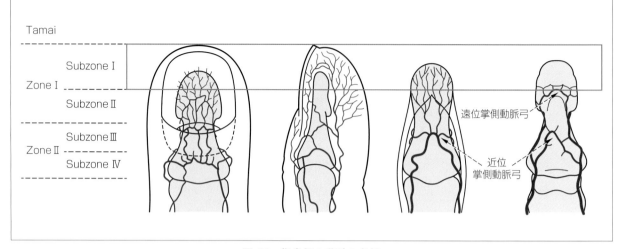

図 10. 指尖部の動脈の走行
Subzone I では近位掌側動脈弓からの分枝の分枝レベルである.

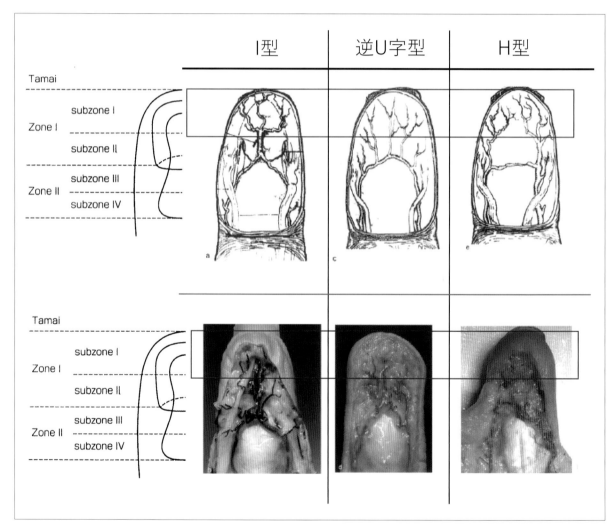

図 11. 近位掌側動脈弓からの分枝のパターン
Subzone I ではほとんどが近位掌側動脈弓からの分枝の分枝レベルであり,かなり
細い血管となることがわかる.

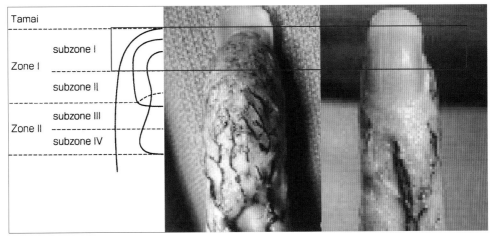

図 12. 指腹の皮下静脈網
指腹の皮下静脈網も Subzone I ではかなり細かいものになっているのがわかる.

Subzone II では近位掌側動脈弓やその分枝と吻合可能であり効果的であるが, 厳密な Subzone I レベルでは, その分枝がさらに指腹へ樹枝状に枝分かれして伸びているレベルであるため, 吻合には向いていない. また爪床(背側)への血行は掌側から背側枝が固有指節間靭帯と末節骨の間を通って爪床へと伸びているため, Subzone I である末節骨粗面レベルでは爪床へ血行はランダムにのみと考えられる(図 12).

指尖部の静脈は, 主に爪郭で合流し, 背側の静脈ネットワークへ流れる. 指腹の表在性の掌側静脈は Subzone II と III レベルであれば3時から5時, 7時から9時方向に流れる静脈が確認でき吻合可能であるが, 厳密な Subzone I のレベルでは, 吻合して効果的な静脈を見つけるのは構造上困難なように思われる(図 12).

経験上, Subzone I で Allen 分類 type III の切断では, I パターンであれば, 顕微鏡下に吻合可能な動脈を見つけることができることも多い.

しかしながら, 解剖から言えることは厳密な Subzone I の切断では血管吻合による血行再建はかなり効率が悪く, 逆に composite graft としては, 新生血管が樹枝状の既存の血管とつながることで他の組織より生着しやすい可能性が推察される.

筆者らは, drug delivery system を応用し徐放化した塩基性線維芽細胞増殖因子(bFGF)を使用

して Subzone II 切断の生着率を向上させる研究を行い, composite graft でも生着率が向上したことを報告した[16]. Subzone I 切断においては, このような方法を実現化させ, composite graft の生着率向上や萎縮の軽減を図っていく方が効果的であると考えている.

参考文献

1) 石川浩三ほか:指末節切断における composite graft と再接着術の比較検討. 日手会誌. **6**(2): 211-215, 1989.
2) Allen, M. J.:Conservative management of finger tip injuries in adults. Hand. **12**(3):257-265, 1980.
3) Arata, J., et al.:The palmar pocket method:An adjunct to the management of zone I and II finger tip amputaitons. J Hand Surg Am. **26**: 945-960, 2001.
   Summary Brent 法を応用した手掌皮下に埋入する方法.
4) 松井瑞子ほか:指知覚皮弁と爪移植による指尖部切断の再建. 日手会誌. **12**:597-600, 1995.
5) 川勝基久ほか:小児の指末節部完全切断に対する Composite graft の検討. 日形会誌. **19**:509-514, 1999.
6) 楠原廣久ほか:【指尖 欠損と爪変形の再建】指尖部切断における composite graft の検討. 形成外科. **50**(7):737-742, 2007.
   Summary Composite graft の生着率についての報告. Allen 分類 type I および type II は composite graft の絶対適応で, Allen 分類 type III では, 生着しても術後の機能予後は不良(知覚低下, 指

腹萎縮，cold intolerance など)であった．

7) Rose, E. H., et al. : The "cap" technique. J Hand Surg Am. **14A** : 513-518, 1989.
   Summary "cap"法の原著．

8) Schiller, C. : Nail replacement in finger tip injuries. Plast Reconstr Surg. **19**(6) : 521-530, 1957.

9) Hirase, Y. : Postoperative cooling enhances composite graft survival in nasal-alar and fingertip reconstruction. Br J Plast Surg. **46** : 707-711, 1993.
   Summary Composite graft の術後冷却の有用性を述べた論文．

10) 佐藤和毅，佐々木 孝：【指尖部損傷治療マニュアル】軟部組織欠損に対する治療法．指尖部損傷に対するアルミニウム被覆療法．MB Orthop. **17**(2) : 6-13, 2004.

11) Loréa, P., et al. : Reconstruction of fingertip defects with the neurovascular Tranquilli-Leali flap. J Hand Surg Br. **31**(3) : 280-284, 2006.

12) Biddulph, S. L. : The neuro vascular flap in finger tip injuries. Hand. **11**(1) : 59-63, 1979.

13) Venkataswami, R., Subramanian, N. : Oblique triangular flap : a new method of repair for oblique amputations of the fingertip and thumb.

Plast Reconstr Surg. **66** : 296-300, 1980.

14) Hong, J. P., et al. : Reconstruction of fingertip and stump using a composite graft from the hypothenar region. Ann Plast Surg. **51**(1) : 57-62, 2003.
   Summary 小指球からの Composite graft の有用性を述べた論文．

15) Koh, S. H., et al. : Fingertip reconstruction with a subcutaneous flap and composite graft composed of nail bed and volar pulp skin. Arch Plast Surg. **49**(1) : 70-75, 2022.

16) Kusuhara, H., et al. : Randomized controlled trial of the application of topical b-FGF-impregnated gelatin microspheres to improve tissue survival in subzone Ⅱ fingertip amputations. J Hand Surg Eur. **36**(6) : 455-460, 2011.
   Summary 我々は，薬物送達システム(drug delivery system)としてゼラチン微粒子と塩基性線維芽細胞増殖因子(basic fibroblast growth factor ; b-FGF)を組み合わせ作成した徐放化 b-FGF を使用することで，composite graft の生着率が向上したことを報告した．今後，ゼラチン微粒子の製品化が望まれる．

PEPARS No.202：31-38, 2023

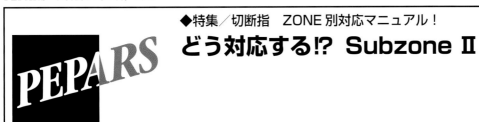

◆特集／切断指　ZONE 別対応マニュアル！

どう対応する!? Subzone II

鈴木　茉友*

Key Words：指尖部切断(fingertip amputation)，Subzone II，再接着術(replantation)，マイクロサージャリー(micro-surgery)，手掌ポケット法(palmar pocket method)

Abstract　Subzone II レベルの切断においては可能な限り血行再建による再接着術を推奨する．また血行再建時にはできるだけ動脈を2本吻合することをお勧めする．2本吻合することにより静脈吻合が困難であった場合にもうっ血の回避につながると考えている．患者への説明や術後指示など細かい注意点についても記したので，実際の手術に役立てていただければ幸いである．他に血行再建が不可能な場合に筆者が好んで用いている手掌ポケット法による再接着法についても述べた．

Subzone II における再接着術

1．解　剖

　Subzone II とは爪の基部（近位爪郭縁）より爪中央の高さまでの部分である[1]．

　橈尺側の2本の指動脈は末節の中央部，爪基部のレベルにて互いに吻合しアーチを形成する．アーチは弓状ではなく先端がやや鋭角を成しており，その中央付近から太い動脈(central artery)が指尖部に向かう．さらに周囲に細かな動脈枝が放射状に分岐し，これらの動脈枝は密な動脈網を形成している（図1）．よって Subzone II の再接着では動脈アーチより末梢に伸びる中央部の動脈をメインに使用する．また後述するが周囲の細い動脈も吻合したいと考えている．

　静脈は Subzone II においては掌側正中から側方にかけ，皮下に 0.5 mm 以下の静脈が存在することが多い．Subzone III に近い部位では側方に比

図 1. 石川の Subzone 分類

* Mayu SUZUKI, 〒612-8555　京都市伏見区深草向畑町 1-1　京都医療センター形成外科

較的太い静脈を見つけることができる.

2．治療選択

まず創部と切断指の損傷状態を診察する．損傷程度によっては再接着術を行うことができないが，可能であればまず血行再建を勧めたい．受傷機転，職業，喫煙歴，既往歴などを問診し，1〜2週間程度の入院の可否などを踏まえ本人と治療方針を相談する．特に壮年期男性に多いが，休職期間を心配して最初は再接着術を拒否したとしても，受傷直後には本人は冷静な判断ができていないことがあるため家人と相談する時間を設けるとよい.

再接着の禁忌は特に定めていないが，全身状態が悪い時には言わずもがな重症な部位の治療を優先してもらう．術後は絶対禁煙だがヘビースモーカーは禁煙を約束しても術後に病棟を抜け出し喫煙するなど遵守できないことが多い．受動喫煙も絶対禁止としている．高齢者でも希望されれば再接着術を行っているが，特に関節拘縮には注意する．再接着術を行うことにより手全体の機能的な悪化を招かないよう注意する.

損傷により血行再建が不可能な場合には手掌ポケット法を好んで用いており，後述する．最短での治療方法を希望された場合は断端形成術もしくは graft on flap などの皮弁を用い被覆する．または外来通院での保存的加療を行いながら後日皮弁術を施行してもよい．いずれにしても多くの治療選択肢があると臨機応変に対応できる.

3．執刀までに

X 線撮影を手，切断指ともに 2 方向で撮像して骨損傷の状態を確認する.

手術に入るまでは切断指は生食ガーゼに包み冷所で保存する.

A．麻　酔

多くはエコーガイド下腕神経叢ブロック（腋窩法）を行っている．1％リドカイン 10 mL と 0.75％ロピバカイン 10 mL 混合液を，橈骨・正中・尺骨神経，筋皮神経周囲にそれぞれ注入する．指ブロックでも可能ではあるが，術中の上肢の体動を

防ぐため腕神経叢ブロックの方がよい．腕神経叢ブロックにすると駆血を上腕部で行うことができるが，末節部切断では術中のターニケットペインが起こった時に一時的に指駆血を使用することも可能である.

長時間安静が保てない患者の場合，もしくは多数指損傷の場合は躊躇せずに全身麻酔を選択する.

B．手術前の準備

上肢を肩関節から 90° 外転し手台に乗せる．手台については，術者の手の重さで手術中に顕微鏡の焦点が多少なりともずれるのを防ぐため，脚付きの手台で浮き沈みなくしっかり固定されるものをお勧めしたい．極めて細い血管を吻合する際にはわずかなズレがストレスになる.

上肢全体を消毒する．切断部に付着している草などの異物は目視的に取り除く．血管を損傷するためブラッシングなどは行わない方がよい.

4．血行再建術の実際

A．はじめに

まず顕微鏡下に切断面を確認する（図 2）．切断面が見やすいように覆布（不織布よりも布シーツのものが使いやすい）ではさんで固定するとよい．凝塊血を目安にして動脈を探し，11-0 ナイロン糸でマーキングしておく．静脈は血流が再開した後からでないと確認できないことが多い．麻酔など手術開始までの待機時間がある場合は，切断指側は手術室で先に顕微鏡を用いて確認しておくとよい.

B．骨接合

初診時には必ず X 線を 2 方向で撮影する．その画像を参考に，直視下に骨の切断面を合わせて整復し，鋼線で固定する．Subzone Ⅱ では 0.7 もしくは 1.0 mm キルシュナー鋼線を 2 本用いて固定することで十分な固定を得られる（図 3）．骨の整復操作が終了した段階で術中 X 線撮影し，整復状況や鋼線が関節内に出ていないかなどを確認する.

C．動脈吻合

血管が見やすいように皮膚を反転し 5-0 ナイロンで縫合するなど，血管吻合の準備をする．Cen-

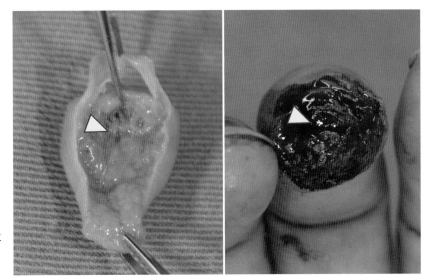

図 2.
動脈は凝塊血を目安にして骨に
近いところを探す.

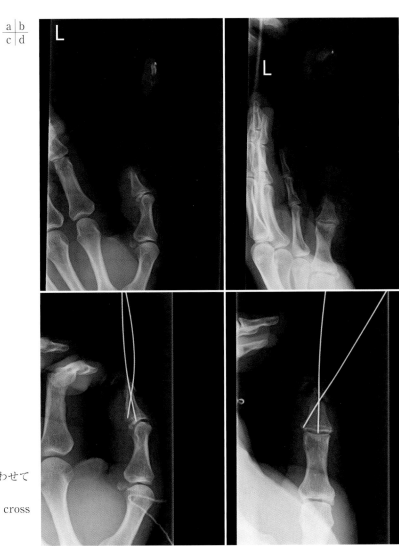

図 3.
a，b：術前には切断指も合わせて
　2 方向から X 線撮影する.
c，d：キルシュナー鋼線で cross
　pinning 固定した.

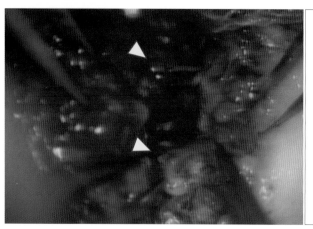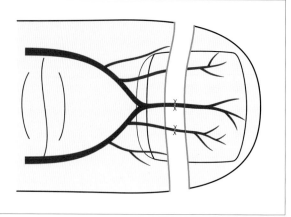

図 4. 動脈の吻合
矢頭：動脈を 2 本吻合している.

tral artery と，その周囲にあるやや細い動脈の，2 本を吻合することを目標としている．動脈周囲を少し剝離し血管が緊張なく寄るようにする．

一度駆血を解除して動脈から良好な拍出があることを確認する．切断端部に血栓ができているときは用手的に取り除いたりヘパリン加生理食塩水を流したりして，良好な拍出を促す．断面がきれいだが拍出が弱い場合は血管の攣縮が疑われるため, 2%リドカインを動脈周囲に散布し時間を置くと出血が見られるようになることが多い．引き抜き切断のような挫滅がひどい場合を除いて，断端のリフレッシュは少しだけでよい．

血管クリップで挟む必要はなく，後壁から 1 針ずつ縫合していけばよい．助手に血管周囲の組織を寄せてもらい，そのまま保持していてもらうと緊張により血管壁が裂けることを避けられる．11-0 ナイロンを 3〜4 針かける．最低 3 針はかけ，管腔を維持できるようにする．このレベルの動脈壁は薄いため確実な運針操作が求められる．針を何度も刺入するような操作は避ける．

D．筆者のおすすめポイント

我々は指末節切断においてできる限り動脈を 2 本吻合するようにしている[2]（図 4）．静脈吻合の難しい Subzone Ⅰ やⅡにおいても同様に動脈を 2 本吻合しているが，強いうっ血を生じることなく良好な結果を得ている（図 5）．静脈吻合が不可能であった場合，動脈吻合のみでは生着率が低くなる

と多く言われているため，動脈を 2 本吻合することにより一層うっ血が強くなるのではないかと思われたが，反対にうっ血することは少なく生着率もよい[3]．その理由を我々の推察として述べると，指末節部の angiography では動脈アーチから末梢において指腹，指尖，指背に向かう小さな動脈枝が放射状に分岐し，それらが動脈網を形成している．動脈を 2 本吻合することにより，わずかな動脈圧差により動脈網を介した循環が得られ，背側の静脈へと流れるルートができている[4]のではないかと考えている．

E．静脈吻合

動脈吻合が終了したら一旦駆血を解除する．血液を還流させると切断指側の掌側の皮下にある静脈から出血が見られる．比較的太い静脈を探し，中枢側の指断端の静脈も探す．必要があれば皮膚に切開を加える．静脈も 11-0 ナイロンで吻合するが 1 もしくは 2 針となってしまうことが多い．決して緊張をかけて血管壁が裂けないよう注意する．Subzone Ⅱ の場合はたとえ 1 針であっても有用であると考えている．静脈は不完全な吻合であっても断端同士を寄せておくだけで replaceability[5]により開存する可能性がある[6]．

F．神経縫合

Subzone Ⅰ やⅡでは縫合しなくとも神経再生し知覚が回復するため，最終獲得知覚には有意差がない[7][8]ことが知られている．ただし神経縫合に

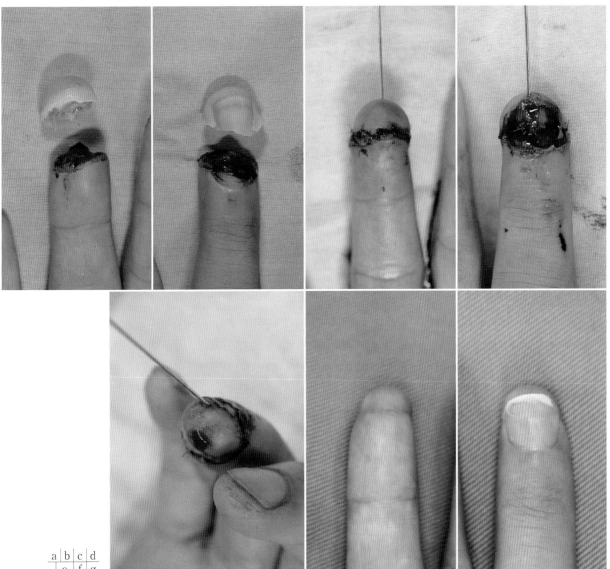

図 5.

　a，b：動脈を 2 本吻合し血行再建した．静脈吻合は不可能であった．
　c，d，e：術直後．外観上は指尖部が軽度暗紫色だが，穿刺にて良好な出血が見
　られる．
　f，g：術後半年．生着している．

よって生着率が上がるとの報告がある[9]．実際，筆者は神経断端が容易に確認できる場合には縫合を行い，確認できない場合には縫合は行っていない．

G．皮膚縫合

　吻合血管を損傷しないように留意して 5-0 ナイロンでやや疎に皮膚縫合する．特に静脈吻合部においては顕微鏡下に縫合する方がよい．

H．ドレッシング，固定

　ガーゼを用いて DIP，PIP，MP 関節ともに neutral position（軽度屈曲位）とし，再接着指が観察できるように，いわゆる bulky dressing を行う．前腕から手全体をカバーするような背側シーネをあて，指尖部の鋼線をカバーしつつ指を保護する．術後 1 週間以上は疼痛によるスパズムの防止のためガーゼ交換は行わない．

I．血流チェック

血流が安定するまでの1週間程度は2時間おきに目視にて色調の確認を行い，判断が困難な時には穿刺による出血の確認を行っている．1日数回の診察時以外は病棟看護師にチェックをしてもらうため，勉強会を開催するなど教育をして指示も事細かに記載している．

我々の方法であまり強いうっ血を経験したことはないが，軽度のうっ血であれば27 G針で数か所穿刺すれば暗紫色の静脈血が良好な鮮血の出血に変わるため，これを数時間おきに行うことで術後3〜4日でうっ血は改善する．Fish mouthなどの外科的処置による激しい瀉血は輸血を必要とすることもあり可能であれば避けたい．

動脈還流が不良となった場合の救済措置としては手掌ポケット法があり，後述する．

J．点　滴

① アルプロスタジル（プロスタグランジンE_1製剤）　10 μg，1日1回
② ヘパリン　5,000単位/日，24時間持続投与
③ ウロキナーゼ　6万〜12万単位，1日1回
④ 乳酸リンゲル液　500 mL/日
⑤ 低分子デキストラン　500 mL/日

上記を術後5日間，患者の基礎疾患，血流の状態などの状況に応じて組み合わせて投与している．

K．安静度

患肢さえ安静が守れるのであれば歩行は自由としているが，病棟外に出ると監視の目が届かず，自分で喫煙しなくとも友人からの受動喫煙をしたりするため，病棟内のみの自由とする．冬季など病棟外の寒いところに出ると血管攣縮の可能性があるため，やはり病棟内が無難である．院内の温度が低い時用に腕にはめる保温カバーを作成しており，カイロを手に直接当たらずに入れられるようになっている．エナジードリンク，コーヒー，緑茶などのカフェインは控えてもらう．

L．リハビリテーション

Bulky dressing中は，他指については安全な範囲で診察時に他動運動を行っている．基本的には術後1週間上肢を挙上かつ安静にするが，肩・肘・手関節に拘縮をきたさないよう適宜リハビリを行う．特に高齢者は関節拘縮をきたしやすいため，1日3回など定期的にリハビリを行ってもらう．

血流が安定した2週目以降は，再接着指の指節関節も積極的に自他動リハビリを行っていく．

M．後療法

X線は2週ごとに撮影する．

術後約1週間でbulky dressingを解除し，その後1週間はMP関節をフリーとしたシーネ固定とし，血流の安定した2週間以降でPIP関節もフリーとする．DIP関節は術後4週でフリーとする．キルシュナー鋼線でDIP関節を固定していた場合は，4週で関節固定している鋼線を抜去，もしくは短くしてDIP関節がフリーとなるようにする．

骨癒合を確認後，全ての鋼線を抜去する．

手掌ポケット法

手掌ポケット法とはBrent法の変法であり，脱上皮した切断指を手掌皮下に挿入して血流を得る方法である[10]．

1．適　応

Subzone Ⅱにおいて ① 血管吻合が不可能である場合，② 吻合術後経過中に血流が不良となった場合の救済措置として，もしくは ③ 手術中，血管吻合後に動脈の血行が不安定で切断指生着の見込みが低いと判断した場合にも，手掌ポケット法を行っている．

2．方　法

爪甲を抜去する．骨接合，皮膚縫合まで通常通り行った後，キルシュナー鋼線の皮膚から出ている部分をカットする．真皮中間層を目安にメスで脱上皮する．手掌に皮膚切開し脂肪層を剝離しポケットを作成する．切断指部分が完全に埋まるように埋入して5-0ナイロンで縫合固定する（図6）．

3．ポケット作成部位

示指から小指では母指球に作成するのがよい

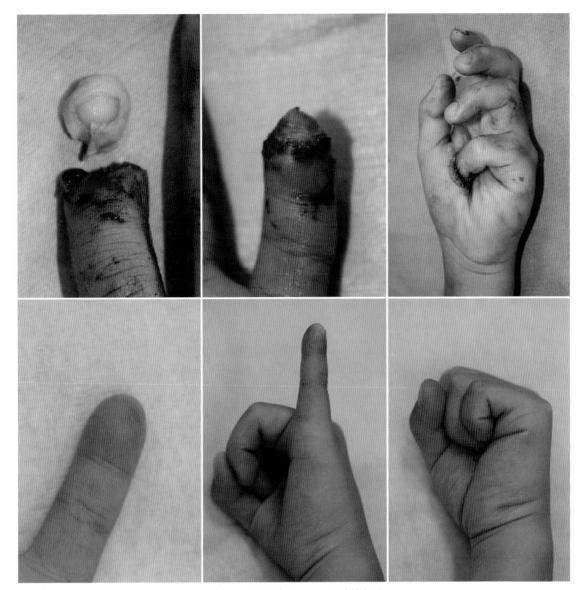

a	b	c
d	e	f

図 6. 小児の手掌ポケット法施行例
a：動脈を 1 本吻合後，血流が不十分のため手掌ポケット法を行った.
b：脱上皮後
c：手掌ポケットに埋入
d：術後半年. 生着している.
e，f：伸展，屈曲ともに可動域制限を認めない.

が，この時注意すべきは指の肢位である．術後に DIP，PIP 関節の屈曲拘縮をきたさないよう，MP 関節を屈曲させ，DIP 関節と PIP 関節は屈曲位が強くならないような場所にポケット作成する．シーネ固定の際も肢位に留意し，また圧迫性潰瘍 (pressure sore) とならないよう皮膚に創傷被覆材を貼るなど工夫する．

　母指切断では母指球に埋入することができない

ため，腹部を用いた Brent 変法となる.

4．後療法

　術後 2 週程度でポケットから取り出し，指の屈曲拘縮をきたさないように積極的なリハビリを行う．骨癒合の後キルシュナー鋼線を抜釘する．

5．術後成績

　術直後は屈曲位を呈するがリハビリにより可動域は改善する．再接着術と比較して，知覚，運動

機能ともに有意差なく[11]成績は良好である．多少
の萎縮は避けられないが，血行再建ができない状
況においては有用な方法である．

参考文献

1) 石川浩三ほか：手指末節切断に対する新しい区分
法(Zone 分類)―血管吻合の適応とその限界レベ
ルについて―. 日マイクロ会誌. **3**：54-62, 1990.
2) 鈴木茉友ほか：末節切断再接着術における動脈を
2本吻合例の検討．日手会誌. **33**(2)：66-69,
2016.
3) Arata, J., et al.：Two-artery replantation for
digital tip amputation. J Plast Reconstr Aesthet
Surg. **70**(8)：1141-1143, 2017.
4) Zhang, X., et al.：Reconstruction of circulation in
the fingertip without vein repair in Zone Ⅰ
replantation. J Hand Surg Am. **33**：1597-1601,
2008.
5) Douglas, B., et al.：Union of severed arterial
trunks and canalization without suture or pros-
thesis. Ann Surg. **157**：944-959, 1963.
6) 土岐　玄ほか：末節部遠位切断における静脈吻合
の意義について．日手会誌. **13**(6)：1174-1184,
1997.
7) Hirase, Y.：Salvage of fingertip amputated at nail
level. Ann Plast Surg. **38**：151-157, 1997.
8) Ozcelik, I. B., et al.：Sensory outcome of fingertip
replantations without nerve repair. Microsur-
gery. **28**(7)：524-530, 2008.
9) Usami, S., et al.：Investigation of predictors of
successful replantation of distal digits at the nail
bed level：The contribution of digital nerve
repair to survival rate. Plast Reconstr Surg.
149：889-896, 2022.
10) Arata, J., et al.：The palmar pocket method：An
adjunct to the management of Zone Ⅰ and Ⅱ
fingertip amputations. J Hand Surg Am. **26**(5)：
945-950, 2001.
11) 荒田　順ほか：指末節切断に対する手掌ポケット
法の術後知覚，運動機能評価―手掌ポケット法と
Brent 原法および血行再建による再接着との比
較―. 日手会誌. **18**(1)：64-68, 2001.

PEPARS No.202：39-44，2023

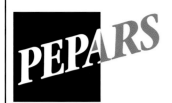

◆特集／切断指　ZONE 別対応マニュアル！

どう対応する!?　Subzone Ⅲ
―Subzone Ⅲ指尖部切断に対する再接着―

小平　聡*

Key Words：指尖部(fingertip)，切断(amputation)，再接着術(replantation)，静脈吻合(venous anastomosis)，うっ血(congestion)，神経縫合(nerve suture)

Abstract　2009～17 年の間，指尖部切断 80 例に対して 14 例に composite graft，16 例に graft on flap，50 例（Subzone Ⅲ 22 例含む）に再接着を施行した．Composite graft は Subzone Ⅰ完全生着 3 例，部分壊死 4 例，Subzone Ⅱ完全生着 2 例，部分壊死 2 例，完全壊死 1 例，Subzone Ⅲ完全壊死 2 例であり，graft on flap は Subzone Ⅱの 13 例中 6 例が部分壊死を生じた．Subzone Ⅲ切断は composite graft や graft on flap のよい適応ではない．再接着における骨固定では術後のうっ血を軽減するためにも良好な骨整復を意識する．神経縫合は必須ではなく，動脈吻合は 1 本で十分である．挫滅切断は生着率が非常に低い．挫滅切断を除いた 14 例における瀉血率は静脈吻合あり 20%，静脈吻合なし 67% であったが，全例が完全生着していた．静脈吻合を行わない場合には瀉血率は高いが，動脈吻合のみであっても生着率は高く，再接着を積極的に行うべきである．

はじめに

　日本手外科学会が監修している疾患別パンフレット「手外科シリーズ 14 切断指（2012 年版）」には，再接着の適応となる症例は母指の完全切断，鋭利な切断，多数指の切断と記載されている．この適応は，切断に伴う機能障害の程度や，再接着の生着率を考慮したものと考えられるが，最新の 2021 年改訂版では適応の記載が削除されている．整容面に対する認識の向上，機器や技術の向上に伴う生着率の向上などが，再接着の適応を拡大してきていると言える．筆者らは 2009～17 年までの間に，切断組織を利用できる指尖部切断 80 例に対して，14 例に composite graft，16 例に graft on flap，50 例（Subzone Ⅲ 22 例含む）に再接着を施行

* Satoshi KODAIRA，〒360-0816　熊谷市石原3-208　埼玉慈恵病院・埼玉手外科マイクロサージャリー研究所，副所長

した（表 1）．これらの経験を踏まえて，石川分類 Subzone Ⅲ指尖部切断の治療について考える．

治療法

　切断指を利用した，再接着以外の方法としては composite graft が挙げられるが，荒田ら[1]の報告では Subzone Ⅱの 20 例全例，磯貝ら[2]の報告では Allen 分類 type Ⅳの 31 例全例が壊死している．筆者らの 14 例の成績は，Subzone Ⅰは完全生着 3 例，部分壊死 4 例，Subzone Ⅱは完全生着 2 例，部分壊死 2 例，完全壊死 1 例，Subzone Ⅲは完全壊死 2 例であった．以上より composite graft の適応は Subzone Ⅰまでであり，Subzone Ⅲでの生着は望めないことがわかる．指腹組織を皮弁で置き換える graft on flap は，単純な composite graft より生着率が高いと考えられるが，その生着率に関してまとまった報告は少ない．小川ら[3]は，Subzone Ⅱの 9 例中 5 例が部分壊死，Subzone Ⅲの 2 例中 1 例が完全壊死したと報告している．筆者らの成績

表 1. 筆者らが施行した，Subzone Ⅲ完全切断再接着 22 症例の内訳

年齢	受傷形態	指	動脈	静脈	神経	瀉血	生着	術後観察期間(月)	骨癒合	知覚	(D)IP可動域	%TAM
27	鋭的	中指	1	1	2	−	完全	25	+	S4	0/62	104
40	鋭的	母指	2	1	1	−	完全	11	+	S3	0/52	94
48	鋭的	中指	1	1	0	−	完全	7	+(関節固定)	S2		
40	鋭的	示指	1	0	1	−	完全	11	+	S2	0/40	88
35	鋭的	小指	1	0	0	−	完全	66	+	S3	0/74	101
64	鋭的	中指	1(移植)	0	2	+	完全	90	+	S3	−20/65	85
37	鋭的	母指	1	0	1	+	完全	52	+	S4	0/75	86
44	鈍的	示指	1(移植)	1	0	+	完全	3	+			
48	鈍的	示指	1(移植)	0	0	+	完全	7	+	S3	−20/20	62
64	鈍的	母指	2(移植)	0	1	+	完全	8	+	S2	0/10	36
35	鈍的	示指	1(移植)	0	0	+	完全	62	+	S3		
45	引き抜き	環指	1	1	2	−	完全	30	+	S2	0/66	94
67	引き抜き	環指	1(移植)	0	0	+	完全	6	+	S2	−35/50	71
24	引き抜き	環指	1(移植)	0	0	+	完全	7	−		−30/70	85
57	挫滅	環指	1	0	1	−	完全	10	+	S4	−6/44	81
44	挫滅	示指	1(移植)	0	0	+	完全	91	+	S3	0/50	90
41	挫滅	示指	1	0	1	−	部分	8	+			
29	挫滅	環指	1(移植)	0	0	+	部分	7	+			
23	挫滅	示指	1	0	0	+	部分	6	−			
28	挫滅	示指	1(移植)	1	2	+	壊死					
41	挫滅	母指	1	0	0	−	壊死					
53	挫滅	小指	1	0	0	+	壊死					

は，Subzone Ⅱの 13 例中 6 例が部分壊死を生じていた．Subzone Ⅲでは生着率がさらに下がり，また爪変形は必発と推察できる．Graft on flap の適応は Subzone Ⅱまでと言われており，Subzone Ⅲで切断組織を生かすためには再接着が必要である．再接着では一般的にはまず骨固定，次いで腱縫合，最後に神経縫合と血管吻合を行うが，Subzone Ⅲでは腱断裂を生じることはほとんどない．そのため骨固定，神経縫合，血管吻合，閉創と後療法について順に述べる．

1．骨固定

1.0 mm 鋼線 1〜2 本を使用する．Subzone Ⅲでは DIP 関節をまたいで刺入しないと十分な固定性が得られないことが多い．いずれにしても，いったん切断指の近位側から逆行性に鋼線を刺入してから，整復位を保った状態で順行性に進める方法が容易である．鋼線の方向や本数による癒合率の差は明らかではないが，術後のうっ血を軽減するためにも良好な骨整復を意識することが重要である[4]（図 1）．骨折部が粉砕している場合には短縮して関節固定を行うことも選択肢となるが，指の短縮が目立つために整容的には不良な結果となる．筆者らの成績は，術後 3 か月時の骨癒合率 79%，6 か月時の骨癒合率 89% であった．

2．神経縫合

服部ら[5]は指尖部切断再接着において神経縫合を行っていないが，術後 6 か月以上経過した 27 例の知覚成績は S4 3 例，S3 15 例，S2 8 例，S1 1 例であり，ほとんどの症例で防御知覚が獲得できたことを報告している．Hasuo ら[6]の Subzone Ⅲ切断再接着の知覚成績は，神経縫合あり群が S4 3 例，S3 1 例，S2 4 例，神経縫合なし群が S4 1 例，S3 4 例，S2 8 例であり，神経縫合の有無で差はなかったと報告している．筆者らの成績は，神経縫

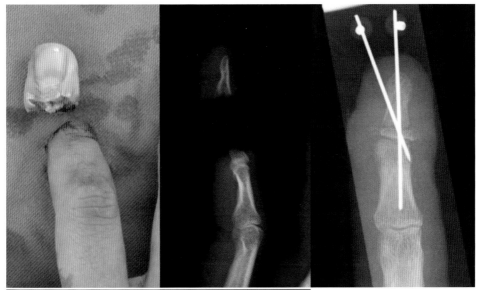

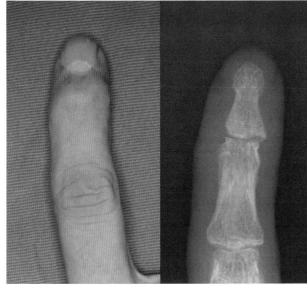

図 1.
症例 1：40 歳，男性．右示指 Subzone Ⅲ 完全切断
動脈 1 本のみの再接着を施行したが，瀉血をせずに完全生着した．
骨固定は鋼線 2 本を用いて行い，DIP 関節も一時的に固定した．骨整復は良好であり，骨癒合が得られた．
　a：術中
　b：術後

合あり群が S4 3 例，S3 2 例，S2 3 例，神経縫合なし群が S3 4 例，S2 2 例であった．以上の結果から神経縫合は必須ではないと考えている．

3．動脈吻合

骨固定の前に動脈の同定および剝離を完了させる．Subzone Ⅲ では掌側両側方に 1 本ずつの指動脈が存在するため，動脈の同定は容易である．両側正中に切開を加えて皮膚を反転させて固定し，断端から離れた位置でまず動脈を同定する．その後断端側へ剝離を行うが，攣縮を最小限とする目的で顕微鏡下に行っている．再接着が壊死した場合に再建が行いやすいように，指動脈の剝離は中節部の横連合枝の遠位までにとどめている．動脈

断端を新鮮化してから動脈吻合を行うが，欠損がある場合には静脈移植を行う．血管の口径に合わせて手掌や手関節部から採取している．筆者らの症例では，22 例中 10 例に静脈移植が必要であった．Lee ら[7]は玉井分類 Zone Ⅱ 切断再接着症例を検討し，静脈吻合が 1 本の場合には動脈吻合は 2 本より 1 本の方が生着率が高かったと報告している．静脈吻合を 2 本行うことは困難であることを考えると，動脈吻合を 1 本行っても血行がすぐに得られない場合に限って，吻合を追加するのがよいのかもしれない．

4．静脈吻合

動脈吻合後に切断指側からの出血部を探すこと

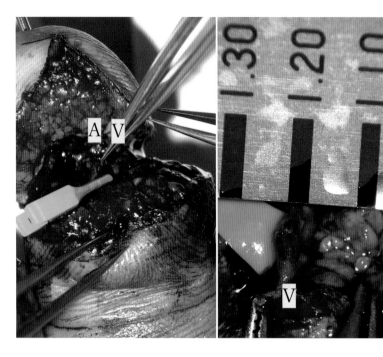

a|b

図 2.
症例 2：47 歳，男性．右示指 Subzone Ⅲ
不全切断（表 1 には入っていない）
尺側指神経のみで連続していた．尺側指
動脈と，その橈側に存在した掌側皮静脈
をそれぞれ吻合した．
静脈の口径は 1.2 mm であり，吻合は比
較的容易であった．

で掌側または背側静脈を同定し，その後その部位に対応する中枢側でも静脈を同定する．静脈直上の皮膚切開を加えて静脈を剝離し，静脈吻合を行う（図 2）．静脈剝離や静脈吻合時には，視野を確保するために駆血した状態で行ってもよい．静脈吻合を行えた再接着の生着率は当然高いが，動脈吻合のみであっても生着し得るのが指尖部切断再接着の特徴である．動脈吻合のみの Subzone Ⅲ 切断再接着の生着率については報告者によってばらつきが大きいが，これは受傷形態と瀉血方法が大きく影響していると推察する．

受傷形態は鋭的（clean-cut）切断，鈍的（blunt-cut）切断，引き抜き（avulsion）切断，挫滅（crush）切断の 4 つに分類される．服部ら[5]は指尖部切断再接着 51 例（静脈吻合あり 45 例，静脈吻合なし 6 例）の生着率を調査し，鋭的切断 100%（15 例全例），鈍的切断 83%（23 例中 19 例），引き抜き切断 86%（7 例中 6 例），挫滅切断 17%（6 例中 1 例）と報告している．筆者らの成績（静脈吻合あり 6 例，静脈吻合なし 16 例）は，鋭的切断 100%（7 例全例），鈍的切断 100%（4 例全例），引き抜き切断 100%（3 例全例），挫滅切断 25%（8 例中 2 例）であった．挫滅切断は虚血壊死 2 例を除く 6 例全例で静脈吻合の有無にかかわらずうっ血を生じており，3 例が部分壊死，3 例が完全壊死となった．以上より，挫滅切断は他の受傷形態と比較して生着率が非常に低いと言える．

瀉血方法には，surface bleeding（擦ったり穿刺して出血させる方法），医療用ヒルの使用，Brent 法を代表とするポケット法などがある．Crowe ら[8]は動脈吻合のみの指尖部再接着のレビューを行い，Subzone Ⅲ の生着率は surface bleeding 71%（96 例中 68 例），ヒル 100%（12 例中 12 例），ポケット法 60%（10 例中 6 例）と報告している．筆者らは瀉血方法としてヒルが最善と考えており，うっ血が軽度の場合には爪床や魚口状切開部から surface bleeding を行っている．この場合には術後 3 時間ごとに施行し，1 週間以内を目途にうっ血が改善するまで繰り返している．ポケット法を用いることは稀であるが，頻回の皮膚色チェックや処置が困難な場合に選択肢となる．挫滅切断 8 例を除いた筆者らの 14 例における瀉血率を調査すると，静脈吻合あり群は 20%（5 例中 1 例），静脈吻合なし群は 67%（9 例中 6 例）であったが，全例が完全生着していた．完全生着例の多くは 3 日以内，遅くとも 6 日目にうっ血は改善していた．静脈吻合を行わない場合には瀉血率は当然高くなる．しかしながら適切な瀉血方法を徹底して行え

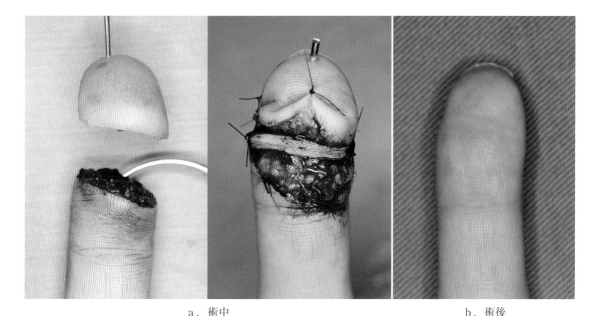

ａ．術中   ｂ．術後

図 3. 症例 3：34 歳，男性．左中指 Subzone Ⅱ 完全切断
動脈 1 本のみの再接着を施行し，完全生着した．
皮膚を反転させて仮固定した糸は抜去せず，吻合血管上に全層植皮を乗せて終了とした．

ば，動脈吻合のみであっても生着率は高いと考える．

5．閉創と後療法

吻合血管の圧迫，牽引，折れ曲がりに細心の注意が必要である．腫脹や出血に伴う血管の圧迫を避けるために，皮膚縫合は最小限とするべきであり，2～3 か所でも十分である．吻合血管の緊張が強い場合や，静脈移植によって血管がたるみやすい場合には，DIP 関節を 3 週間程度鋼線固定することを推奨する．反転していた皮膚を戻すことによって血管の折れ曲がりが懸念される場合には，皮膚縫合の糸は抜去せず，血管上に全層植皮を乗せることもある．その際にはタイオーバーは不要である（図 3）．術後 1 週間でシーネを除去し，可動域訓練を開始する．

おわりに

Lee ら[7]は，"Replantation is still a large challenge mentally and physically."と述べている．切断指再接着の多くは定時手術終了後から開始する緊急手術であり，手術時間は吻合血管の状態によって大きく左右されるために予測しづらい．再接着においては血管吻合の技術は勿論のこと，絶対に生着させるという強いメンタルが重要である．Subzone Ⅲ での動脈の口径は 1 mm 程度であり，吻合することはそれほど困難ではない．動脈吻合のみの再接着では術後 1 週間の瀉血を徹底的に行うフィジカルが必要にはなるが，動脈 1 本で生着するという特徴は，経験の浅い術者にとって大きな心の余裕につながる．術者にとってストレスは大きいものの，生着した場合の患者満足度は高く，やりがいのある手術と言える．Subzone Ⅲ では生着率の低い graft on flap に逃げるのではなく，再接着を積極的に行うべきである．

参考文献

1) 荒田　順ほか：指尖部切断に対する Composite Graft の適応と限界について．日手会誌. **24**：111-114, 2007.
2) 磯貝典孝ほか：指尖部切断における Composite Graft の検討．日手会誌. **22**：163-165, 2005.
3) 小川　光ほか：指尖部切断に対する graft on flap 法の経験．日手会誌. **31**：80-83, 2014.
4) 小平　聡ほか：動脈吻合のみの指尖部切断再接着術では，良好な骨整復がうっ血を軽減させる．整

災外. **63**：857-860, 2020.

5）服部泰典ほか：当科における指尖部切断再接着術の成績. 日マイクロ会誌. **14**：244-248, 2001.

6）Hasuo, T.：Fingertip replantation：importance of venous anastomosis and the clinical results. Hand Surg. **14**：1-6, 2009.
Summary　指尖部切断再接着のうつ血率，生着率，可動域，知覚回復，爪変形といった詳細な術後成績が述べられている. 切断レベル(Subzone)，静脈吻合の有無，神経縫合の有無の成績が比較できる.

7）Lee, B. I., et al.：The effects of the number and ratio of repaired arteries and veins on the survival rate in digital replantation. Ann Plast Surg. **44**：288-294, 2000.

8）Crowe, C. S., et al.：Management of artery-only digit replantation：a systematic review of the literature. Plast Reconstr Surg. **150**：105-116, 2022.
Summary　動脈吻合のみの指尖部再接着についてのシステマティックレビューである. 種々の瀉血方法での生着率が切断レベル(Subzone)ごとにまとめられている.

PEPARS No.202：45-51, 2023

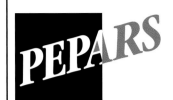

◆特集／切断指　ZONE 別対応マニュアル！

どう対応する!? Subzone Ⅳ

天羽健一[*1]　鳥谷部荘八[*2]

Key Words：切断指（finger amputation），再接着術（replantation），マイクロサージャリー（microsurgery），阻血時間（ischemia time），待機的切断指再接着術（delayed digital replantation）

Abstract　　本稿では我々が行っている Subzone Ⅳ切断における再接着術について，手技，適応，後療法について解説する．また，待機的切断指再接着術の試みについても言及する．

Subzone Ⅳにおける再接着術を成功させるポイントは静脈吻合にあり，術後の静脈灌流障害による鬱血をいかにコントロールするかにかかっている．当日の静脈再建が困難な場合は delayed venous anastomosis が有用であり，静脈吻合が不能な症例に対しては医療用ヒルや fish mouth 切開による瀉血が有効である．

また待機的再接着術は，切断指を適切に保存して準緊急手術化させることで，人員が限られる施設においても手術の負担を軽減できる．

はじめに

切断指再接着術は多くの施設で日常的に行われる手術であり[1]，生着率も 8〜9 割とされている．指尖部切断に対する再接着術は，生着すれば整容的にも機能予後的にも良好のため[2]，現在では患者の希望があれば積極的に再接着術を行うことが一般的となっている．一方で指尖部の血管径は細く，ultra-microsurgery の技術が求められるため，これまで様々な手技や工夫が報告されてきた[1〜4]．

本稿では我々が行っている Subzone Ⅳ切断における再接着術について，手技，適応，後療法について解説する．また，人員が乏しく体制が整わ

ない場合に限って行っている待機的切断指再接着術[5]の試みについても言及する．

分類と適応

DIP 関節（母指では IP 関節）以遠の指尖部切断に関しては一般的に石川の Subzone 分類[6]が用いられ，動脈および静脈の走行，吻合血管について有用な指標となる．また切断タイプは clean-cut，blunt-cut，avulsion，crush の 4 つに分類する山野分類[7]が有用である．

適応には全身状態，年齢，職業，性別などを考慮する必要があるが，再接着成功の可能性があり，患者の希望があれば指尖部切断でも適応としている．

術前準備

X 線写真は必ず切断指を含めて撮影し，受傷機転を可能な限り正確に聴取する．手術開始までの時間に創部断端をよく観察し，動静脈・軟部組織

---

*1 Kenichi AMOU，〒986-8522　石巻市蛇田字西道下 71　石巻赤十字病院形成外科，部長

*2 Sohachi TORIYABE，〒983-8520　仙台市宮城野区宮城野 2-11-12　仙台医療センター形成外科・手外科，医長／東北ハンドサージャリーセンター，センター長

の挫滅や汚染の程度を把握することは再建法を検討する上で重要となる．

手術体位

仰臥位でマイクロサージャリーが安定して行える手台を用いる．

麻　酔

成人で単数指であれば伝達麻酔を選択することが多い．小児，多数指切断，長時間の仰臥位が困難な患者の場合は全身麻酔を選択する．ただし患者や施設の現状により全身麻酔手術の適応が問題なければ，術中の確実な上肢安定のため単数指でも全身麻酔を積極的に選択してよい．

手術手技

1．洗浄・デブリードマン

切断端は生食にて洗浄し，顕微鏡下に異物を丹念に除去し，ブラッシングは行わない．切断指は滅菌カップなどで生食洗浄後，顕微鏡下に観察する．デブリードマンは明らかに壊死に陥ると思われる組織にのみ行い最小限にとどめる．

2．断端部の同定

側正中切開を断端に加えマイクロ下で指動脈・神経を剝離し同定する．DIP（IP）関節以遠では掌側指動脈は中央へ向かうため斜切開で動脈直上を展開する．次に屈筋腱近位断端，伸筋腱，骨を展開する．

3．骨固定

骨接合には時間をかけず，アライメントを正確に固定する．0.8～1.0 mm の Kirschner 鋼線を2，3本使用し固定を行う．Subzone Ⅳで関節破壊を伴う場合は数mmの骨短縮を行い関節固定を行う．関節を温存できる場合でも DIP（IP）関節の一時固定は必要となるため同様に細めの複数本の鋼線で骨固定を行う．

4．腱縫合

屈筋腱は4-strand 以上の縫合法，伸筋腱はマットレス縫合を用いる．早期運動療法は現実的には困難であり，腱縫合も時間をかけた凝った縫合は不要である．

5．動脈吻合

Subzone Ⅳでは掌側固有指動脈を吻合することになるため動脈吻合は容易である．2本のうち状態がよい方をまず吻合する．挫滅が強い症例では母指球部より静脈を採取し移植を行う．10-0か11-0で6針程度吻合を行う．可能であれば2本とも吻合する．

6．神経縫合

知覚の再建は術後機能にとって非常に重要である．10-0ナイロンで4針程度，神経上膜縫合を行う．原則両側の指神経を縫合する．最低でも1本は縫合を行うこととしているが，引き抜き損傷では縫合できないこともある．

7．静脈吻合

Subzone Ⅳでは DIP（IP）関節背側中央に吻合が容易な径の静脈が真皮直下に見つけられるが，損傷の程度によっては母指球部からの静脈移植もしくは掌側で静脈を吻合する．10-0か11-0で6針程度吻合を行う．吻合は back-wall technique を用いると容易となる．

8．皮膚縫合，ドレッシング

皮膚は粗めに縫合し，ソフラチュール®とガーゼにて bulky dressing を行い，前腕（または肘関節）から指尖部まで背側シーネ固定を行う．PIP 関節まで十分な量のガーゼを使用することでPIP 関節が軽度屈曲した intrinsic plus position が保持される．

9．術後管理

1週間は患肢挙上とし，ガーゼ交換は行わない．術後は5日間ベッド上安静とし，トイレ歩行のみ許可している．抗凝固療法としてヘパリン（10,000 単位/日），Lipo PGE$_1$（60 μg/日）を5日前後投与する．術後に鬱血をきたした症例や静脈吻合ができなかった症例では最大5日間，fish mouth 法や医療用ヒルによる瀉血を行っている．

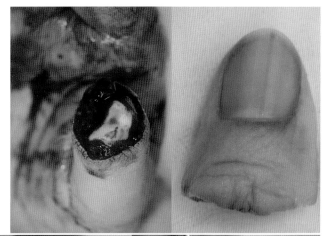

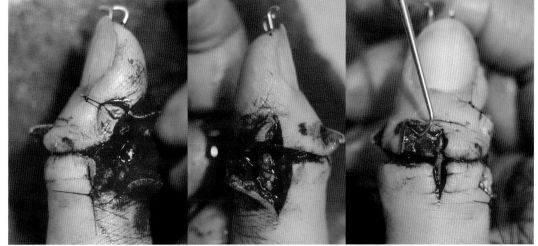

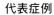

図 1.
症例 1
　a：IP 関節での clean-cut 切断
　b：両側の指神経縫合・動脈吻合，背
　　側で静脈吻合を行った．
　c：術後 6 か月の経過．合併症なく生
　　着した．

代表症例

　症例 1：48 歳，女性．右母指切断（石川分類[6]
Subzone Ⅳ，clean-cut type[7]）
　裁断機による右母指IP関節部での離断．伝達麻
酔下に手術を施行した．1.0 mm 鋼線 2 本で IP 関

節固定後に伸筋腱，屈筋腱を縫合．両側の指動脈
吻合・指神経縫合後にIP関節背側で静脈を吻合し
た．術後 8 か月の経過でIP関節の可動域制限を認
めるが，感覚は Semmes-Weinstein test 3.22 と
良好であった（図 1）．

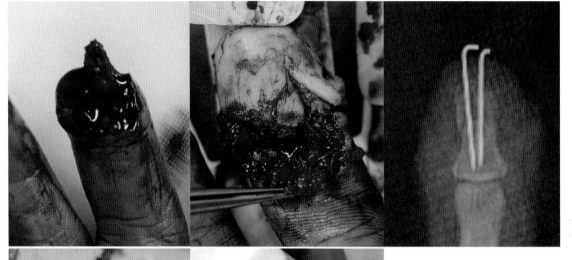

a / b / c

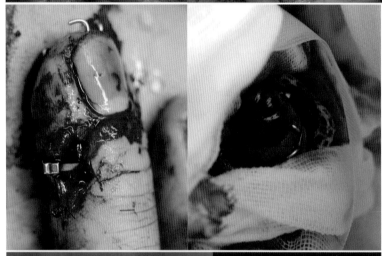

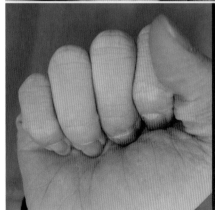
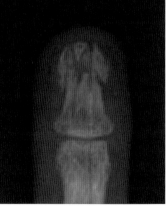

図 2.
症例 2

a：指動脈の欠損を 10 mm 認め，母指球部より静脈移植を行った．

b：受傷 24 時間後に delayed venous anastomosis を追加，医療用ヒルによる瀉血を行った．

c：術後 6 か月の経過．可動域制限を認めない．

　症例 2：18 歳，男性．左中指切断（石川分類[6] Subzone Ⅳ，avulsion type[7]）

　ロープと鉄板の間に左中指を挟まれ受傷（図 2-a）．伝達麻酔下に手術を施行した．0.8 mm Kirschner 鋼線 2 本で末節骨を固定．橈側の指動脈吻合・神経縫合，尺側で指神経縫合をした．指

動脈は 10 mm の欠損を認め，母指球部より静脈を移植し吻合した（図 2-a）．手術当日は切断指の背側・掌側とも静脈を確保できず，待機的に静脈吻合を行う方針とした．受傷翌日，局所麻酔下に手術を施行し，側爪郭部で静脈吻合を行い鬱血の改善を確認した．追加で医療用ヒルによる瀉血を

3日間行い，術後は鬱血所見を認めなかった(図2-b)．術後6か月の経過で爪甲に変形を認めるが，可動域制限はなく，感覚はSemmes-Weinstein test 3.61であった(図2-c)．

考　察

1．静脈吻合・鬱血のコントロールについて

近年におけるmicrosurgery技術の発達により，指尖部切断再接着術が行われることが一般的になっている[8)9)]．Subzone Ⅳにおける再接着術を成功させるポイントは静脈吻合にあり[9)]，術後の静脈灌流障害による鬱血をいかにコントロールするかにかかっている．伊東ら[10)]は，静脈を吻合しない再接着術の限界はSubzone Ⅲまでであり，Subzone Ⅳを含む中枢での切断では静脈吻合なしでの生着はほぼ望めないと報告している．原ら[11)]も，external bleeding法を用いて鬱血のコントロールを行ったSubzone Ⅳでの静脈吻合なしの正着率は62.5％と有意に低く，Subzone Ⅲまでが静脈吻合なしのexternal bleeding法を併用した再接着術の限界であるとしており，鬱血の適正なコントロールを行っても静脈吻合なしではSubzone Ⅳ切断の生着は困難であると考える．

我々の施設では，受傷当日の静脈吻合が困難な場合は，受傷12〜24時間後にdelayed venous anastomosis[12)]を利用し可能な限り静脈吻合を追加するようにしている．時間経過とともに静脈が膨らみ，吻合が容易となる．それでも存在する静脈吻合後の鬱血や静脈吻合自体が不可能な症例の対処法として，fish mouth切開，医療用ヒルなどによる瀉血が挙げられる．

Fish mouth切開は最も一般に行われている効果的な瀉血法であるが，指尖部への頻回の注射針などによる刺激は指尖部の組織を損傷し，切開の部位を慎重に考慮しないとかえって微小循環を障害する可能性があり，生着後も指尖部の萎縮の原因となり得る[13)]．加えて瀉血は医師やスタッフの厳重な監視のもとで数時間ごとに行う必要があり，患者を含め相当の負担となる．

一方で医療用ヒルによる瀉血は1日2回，3日間程度ヒルを使用することで効果的に鬱血を改善させることができる[14)]．吸血が終わった後も長時間にわたり出血が持続するため，fish mouth切開より持続的かつ低侵襲に瀉血を行うことができる[15)]．吸血も30分程度で終了し，日勤帯に瀉血処置が終了するため，医療従事者と患者の負担が劇的に軽減される．欠点として意図しない長期の出血，アナフィラキシー，ヒル腸内細菌(*Aeromonas hydrophilia*)による感染症の可能性がある[14)〜16)]．しかし，我々の経験では周術期のセフェム系抗生剤投与によりこのような感染を認めた症例はこれまで認められなかった．

早坂ら[16)]は静脈再建ができなかった末節部の切断指再接着術後の瀉血法による生着率を比較検討し，医療用ヒルの生着率が有意に高かったとしており，医療用ヒルの有効性を示す報告が散見されるようになってきている[14)〜16)]．これまでfish mouth切開と医療用ヒルによる瀉血を行ってきた我々の経験からも，医療用ヒルの有効性は高いと考えており，適応があれば積極的に使用している．

Subzone Ⅳ切断において再接着術を成功させ，術後の患者や医療従事者の負担を軽減するために最も大切なことは，瀉血自体が不要となるよう静脈再建を可能な限り遂行することであり，瀉血法はあくまで静脈吻合を補うための手段と考えるべきである．

2．待機的再接着術について

近年の労働環境改善により，労災事故は減少し，それに伴い切断指の件数は減少傾向にある．一方で労災外の切断指は増加傾向にあり，指尖部再接着の頻度が高くなってきている[17)]．これは指尖部切断においても，microsurgery技術の発展により確実な生着が期待できるようになったためと考える．我々の施設においても切断指は労災，労災外に限らず玉井分類[18)]Zone Ⅰ，Ⅱがほとんどである．この指尖部切断に対してはultra-microsurgeryの特殊技術や器具を要し，うっ血に対する十

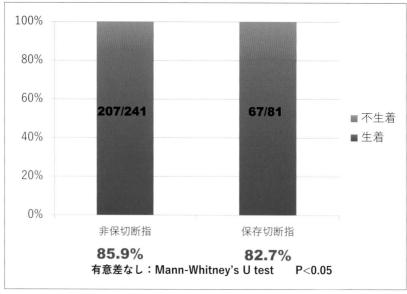

図 3. 非保存切断指と保存切断指の再接着生着率

不生着

生着

非保存切断指 **85.9%**　　保存切断指 **82.7%**

有意差なし：Mann-Whitney's U test　　P<0.05

分な対策[9]，特に delayed venous anastomosis[12] などが必要となり，これらを行える施設は限られてくる．そのような指尖部再接着症例が増加し，特定施設に集中すると，人員が少ない施設では日常診療を圧迫し，十分な体制で対応できなくなることが予想される．これらを避けるべく我々は様々な工夫を行ってきた[3]．

その中で切断指を冷所保存して，待機的再接着を試み医療従事者の負担を軽減してきた．切断指の中でも筋組織のない MP 関節以遠の切断では replantation toxemia のリスクはなく[19]，冷阻血（4℃）で 24～48 時間[20,21]，温阻血（20℃）で 12～24 時間でも再接着可能であるとされている[19,22]．しかしながら阻血時間が再接着指の神経回復に影響を与える可能性がある[23]ことから，保存切断指再接着の適応は，より影響が少ないと思われる Subzone Ⅳ までの症例にのみ本法を用いてきた．我々は 2020 年に，緊急再接着 220 症例，241 指と受傷 12 時間以上経過後の待機的再接着 81 症例 81 指の生着率の比較検討を行い，有意差は認められなかったことを報告した[5]（図 3）．また術後の合併症についても大きな差は認めなかった．種々の報告からも固有の切断指は適切な保存により再還流までの時間の延長が可能である[19〜22]．また

48 時間後の再接着も可能であるとの報告もある[20]．本法を用いることで結果的に余裕を持った手術が可能となり，医療従事者の大幅な負担軽減にもつながる有効な方法と考える．

以上により安全確実に Subzone Ⅳ レベルの切断指の確実な再接着術が可能となり，より高い生着に寄与するものと考えている．

まとめ

Subzone Ⅳ 切断の再接合術を成功させるためには静脈の再建が必須であり，delayed venous anastomosis が有効である．術後の鬱血をきたした症例や静脈再建が不可能な症例では鬱血のコントロールが重要となる．また待機的再接合術は，切断指を適切に保存して準緊急手術化させることで，人員が限られる施設においても手術の負担を軽減できると考える．

参考文献

1) 服部泰典ほか：当科における指尖部再接着術の成績．日マイクロ会誌．**14**：244-248，2001．
2) 服部泰典：【指尖部損傷治療マニュアル】切断指再接着術 2）指尖部切断再接着術．MB Orthop．**17** (2)：57-63，2004．

3) 鳥谷部荘八：【爪・指尖部の治療】指尖部新鮮外傷の初期治療. PEPARS. **13**：23-26, 2007.

4) 鳥谷部荘八：体験する手外科—外傷編—. 74-88, 克誠堂出版, 2021.

5) 鳥谷部荘八ほか：切断指再接着成功率を高めるための試み—待機的切断指再接合術について—. 日マイクロ会誌. **33**：124-128, 2020

6) 石川浩三ほか：手指末節部切断に対する新しい区分法(Zone 分類). 日マイクロ会誌. **3**：54-62, 1990.

7) Yamano, Y.：Replantation of the distal part of the fingers. J Hand Surg Am. **10**：211-218, 1985.

8) 日高典昭, 山野慶樹：より機能的な再接着を目指して—指尖部切断ならびに関節部切断を中心に—. 形成外科. **42**：577-583, 1999.

9) Hattori, Y., et al.：Significance of venous anastomosis in fingertip replantation. Plast Reconstr Surg. **111**：1151-1158, 2003.

10) 伊東　大ほか：動脈吻合のみで指尖部切断再接着が可能な限界レベルの検討. 日マイクロ会誌. **22**：251-257, 2009.

11) 原　龍哉ほか：静脈吻合しない再接着術の限界地点. 日手会誌. **38**：508-511, 2022.

12) Koshima, I., et al.：Successful delayed venous drainage in 16 consecutive distal phalangeal replantations. Plast Reconstr Surg. **115**：149-154, 2005.

13) 土岐　玄ほか：末節部遠位切断における静脈吻合の意義について. 日手会誌. **13**：1174-1184, 1997.

14) 服部泰典ほか：切断指再接着術に対する医療用ヒルの使用経験. 日農医誌. **46**：23-26, 1997.

15) 川上亮一ほか：手指再接着後や指尖部再建後のうっ血に用いた医療用ヒル治療に際しての当院の取り組み. 日手会誌. **32**：950-953, 2016.

16) 早坂李枝ほか：静脈再建できなかった指末節部切断再接合術後の瀉血法の比較検討. 日手会誌. **32**：959-963, 2016.

17) 鳥谷部荘八ほか：家庭内災害による切断指の検討—労災事故との相違点は何か—. 日手会誌. **25**：248-251, 2008.

18) Tamai, S.：Twenty years's experience of limb replatation. J Hand Surg. **7**：549-556, 1982.

19) 井上五郎ほか：長期温阻血後の切断指再接着術. 形成外科. **31**：351-355, 1998.

20) Hamilton, R. B., et al.：Replantation and revascularization of digit. Surg Gynecol Obstet. **151**：508-512, 1980.

21) Zhong-Wei, C., et al.：Present indication and contraindication for replantation as reflected by long-term functional results. Orthop Clin North Am. **12**：849-870, 1981.

22) Chiu, H. Y., Chen, M. T.：Revascularization of digits after thirty-three hours of warm ischemia time：A case report. J Hand Surg Am. **9**：63-67, 1984.

23) 黒島永嗣, 黒川高秀：再接着における虚血時間, 血管運動反応および知覚回復の関連性. 日手会誌. **8**：556-568, 1991.

PEPARS No.202：52-60, 2023

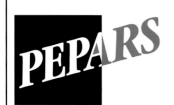

◆特集／切断指：ZONE 別対応マニュアル！

どう対応する!? Zone Ⅲ

伊東　大[*1]　南里健太[*2]　伊東憲子[*3]

Key Words：手指切断（finger amputation），再接着（replantation），切断レベル（amputation level），Zone Ⅲ，術後管理（postoperative care），後療法（postoperative treatment）

Abstract　　手指切断に対する再接着術が成功し，整容的のみならず機能的予後がよい場合，患者の満足度も高い．まず，手術が成功し切断指が生着することが最低条件となるが，そのためには，手術のみならず術後管理もかなりのウエイトを占めると考えている．さらに，機能的予後の改善には，適切な後療法が欠かせない．現在我々が行っている切断レベル別の治療方針と後療法を含めた術後管理について，主にZone Ⅲを中心に報告する．

切断指を生着させるには，術前・術中・術後の全てのタイムポイントにおいて生着しない理由を探して安易に諦めるのではなく，何が何でも生着させるという強い気持ちを持って治療に臨むことが非常に重要である．

はじめに

1968 年の小松，玉井[1]による世界で第 1 例目の切断指再接着成功の症例報告以来 50 年以上が経過し，今や再接着術は広く普及し日本全国で行われている．再接着術が成功し，整容的にも機能的にも予後がよい場合，患者の満足度は高いため，筆者らは，患者が希望すれば積極的に再接着術を施行してきた．2010 年に Subzone Ⅲまでの切断指症例であれば，適切に術後鬱血に対処すれば動脈吻合のみで高率に生着することを報告した[2]が，同様の結果を得たという報告が近年散見される[3]．この結果に基づいた治療方針に従い再接着術を行い，厳重な術後管理の元で良好な結果を得

ている．

本稿では，現在我々が行っている切断レベル別の治療方針と術後管理および Zone Ⅲ切断指症例の後療法について述べる．

切断レベルについて

手指の切断レベルの分類には玉井の分類をはじめ，Allen の分類，石川の分類など様々な分類がある[4]．1990 年に石川ら[5]が指尖部切断における新しい区分法（Subzone 分類）を発表して以来 30 年以上が経過したが，現在もなお指尖部切断の診療において広く使用される分類法の 1 つとなっている．同分類法は，動静脈の血管解剖学的根拠に基づき区分分類されており，動脈吻合の行われた位置をもって切断レベルとしており，再接着を行う術者にとって理解しやすく，我々も同分類法を好んで使用しており，本稿でも同分類法を使用する．

＊1　Hiroshi ITO，〒889-1692　宮崎市清武町木原5200　宮崎大学外科学講座形成外科学分野，病院教授
＊2　Kenta NANRI，同，医員
＊3　Noriko ITO，同，医員

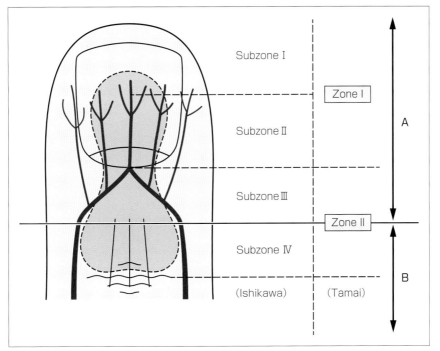

図 1. 切断レベル
A：Subzone Ⅰ・Ⅱ・Ⅲでの切断
B：Subzone Ⅳより中枢での切断

切断レベル別の再接着術の治療方針と
術後管理，後療法（図1）[6]

1．Subzone Ⅰ・Ⅱ・Ⅲでの切断
A．治療方針

このレベルでの切断は，伸筋腱および深指屈筋腱の末節骨の付着部より末梢なため，腱の修復は必要ない．また神経は縫合できない場合でも感覚の回復はかなり期待できる部位とされるため[7]，縫合可能な場合のみ縫合する方針としている．前述したように血管吻合については動脈の吻合を確実に行い，静脈吻合は可能な場合のみ行う方針としている．したがって，手術時間は2時間程度となり，麻酔は指神経ブロックで行うことが多い．ただし，小児例や術中安静が保てない症例においてはその限りではない．

B．術後療法

再接着後の全症例において，吻合血管拡張と抗血栓目的に PGE_1 120 μg/日およびヘパリン5,000単位/日の静脈投与を5日間行っている．また，術後1週間は，患肢挙上としベッド上安静としている．一方で，血流改善や関節拘縮予防目的に術後早期から肘関節・肩関節の屈曲伸展運動を積極的に行っている（毎食前後10回ずつ，計60回/日以上）．

切断指の血流が安定する術後2週間以降は，アルフェンス®シーネなどで再接着指を保護し，全指関節の自動他動運動を許可している．

C．術後管理（図2）
1）モニタリング

再接着後のモニタリングは，再接着指の血流の状態を確認し，トラブルにいち早く対処する上で重要である．我々は，時に看護師の協力も得るが，基本的にはその再接着術を担当した術者または助手自身が，術後1時間後からモニタリングを行っている．問題がないと判断すれば，チェック時間は徐々に延ばしていくようにしている．これまでのモニタリングの終了時期は最短で4日間，最長で10日間であった．チェック項目は再接着指の色調，refilling time，質感（緊満または虚脱など）で

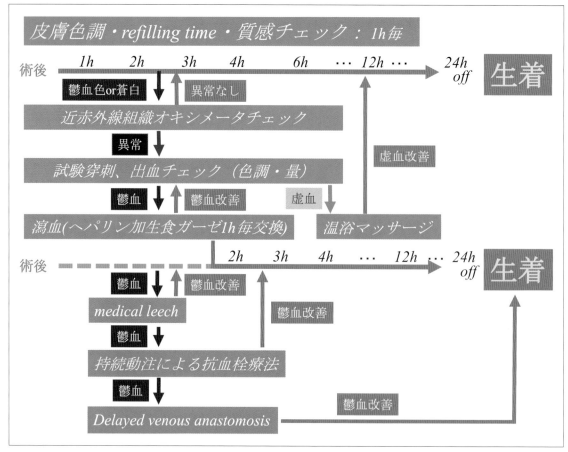

図 2. Subzone Ⅰ・Ⅱ・Ⅲ での切断の術後管理

あるが，状態の良し悪しの判断にはある程度の経験が必要と思われる．それゆえに視診で判断がつかない場合は，近赤外線組織オキシメータを使用し，切断指の酸素飽和度とヘモグロビン指数を測定し，客観的に評価し参考にしている[8]（図 3；症例 1）．正常値（健常指と比較し大きな差がない場合）であれば経過観察とし，異常値（$rSO_2 \leqq 30\%$ かつ $T\text{-}HbI > 0.48$ の場合）であれば試験穿刺を追加し，出血の状態をチェックしている．

他のモニタリング方法として，再接着指の温度[9]，レーザードップラー血流計[10]，血糖測定[11]などの報告もある．

2）鬱血に対する対策

モニタリング中，少しでも鬱血色に変化すれば，pinprick による出血の色，量をチェックし，鬱血と判断された場合には，瀉血を 1 時間ごとに

開始する．瀉血は指尖部爪床付近を約 5 mm² 脱上皮し，同部にヘパリン加生食ガーゼを載せて行っている．鬱血が改善されれば，瀉血間隔を徐々に延ばしていくが，改善しない場合は，医療用蛭の使用や，抗血栓療法（ウロキナーゼ 12 万～24 万単位＋ヘパリン 5,000 単位～1 万単位/日，持続動注）などの補助療法も考慮しながら対処している．最終手段としての静脈吻合があるが，この切断レベルにおいて静脈吻合まで至った症例は，これまで経験していない．また，瀉血による貧血には注意が必要であるが，これまで輸血を要した症例は認めていない．

3）虚血に対する対策

術中の所見にもよるが，この切断レベルでの動脈の再吻合は不可能なことが多い．虚血と判断し，再吻合は不可能な場合は，患指の温浴（42℃

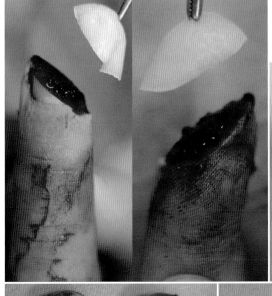
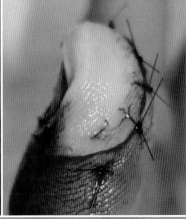
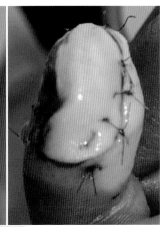
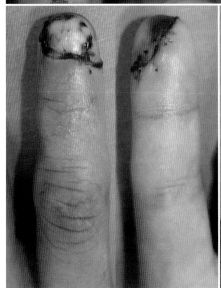
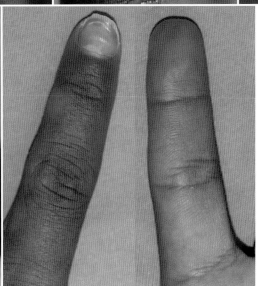

a	b	c
d	e	

図 3. 症例 1：14 歳, 男児

a：左示指鋭的切断. 切断レベル：Subzone I

b：術直後所見. 指神経ブロック麻酔下, 動脈吻合のみ施行. 爪床を吸収糸で縫合,
　　創縁はナイロン糸で粗に縫合

c：術後 5 日目所見. 浸軟し, 再接着指の色調の判断がつかない. 酸素飽和度は
　　53％, 総ヘモグロビン指数は 0.31 で異常値ではないと判断し, 経過観察とした.

d：術後 10 日目所見

e：術後 3 か月後所見

位)と患指基部(MP 関節やや末梢の固有指動脈の走行位置)のマッサージ[12](60回/分程度の頻度で, 橈側尺側ともに母指と示指で軽くつまむ程度に揉む)を行っている. 数分間で諦めてしまうことが多いと思われるが, 15〜30 分位念入りに行うと意

外と瀉血部から再出血を認めることが多い. さらに動注療法の併用により, 動脈が再開通することが多いので, 虚血と判断した場合は安易に諦めず, できるだけ早めに同法を行うことをお勧めする.

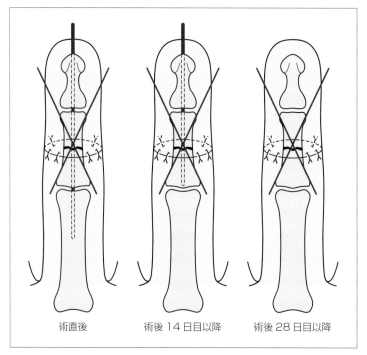

図 4. 中節骨骨固定

2．Subzone Ⅳより中枢での切断

A．治療方針

Subzone Ⅳより中枢での切断では，骨や腱，神経の修復が必要となる．血管吻合については，動脈吻合はもちろんのこと，静脈を必ず1本以上吻合する．その際，静脈移植が必要であれば躊躇せず行う．神経の修復も可能な限り行う．通常 epineural suture で端々吻合を試みるが，gap が長くそれが不可能な場合は，人工神経導管の使用も考慮する．そのため，麻酔法は腋窩神経ブロックもしくは全身麻酔で行っている．

- **Zone Ⅲの腱縫合**：深指屈筋腱を4-0津下ループ針で6-strand法（三重津下法）で縫合後，補助縫合として6-0ナイロンで単純連続縫合する．浅指屈筋腱は切除し，縫合していない．伸筋腱は，側索を5-0ナイロンでmattress縫合する．
- **Zone Ⅲの中節骨の骨固定**：1 mm K-wire でPIP関節まで straight に固定後，更に1 mm（もしくは0.7 mm）K-wire で，相異なる刺入角度でcrossに2本追加固定している（図4）．プレートでの骨固定は，術後晩期に露出や感染することがあるため筆者はほとんど行っていない．

B．術後療法（図4）

切断指の血流が安定する術後2週間までの間は，前述と全く同様に行っている．術後2週間以降のZone Ⅲの後療法について述べる．

- **術後14日目以降**：Straight K-wire を PIP 関節より末梢まで引き抜き，MP 関節と PIP 関節の自動他動運動を開始する．
- **術後28日目以降**：X線で骨折部の骨癒合を確認後，Straight K-wire は抜去し，cross の2本のみの固定とし，DIP 関節の自動他動運動を開始する．
- **術後42日目以降**：X線で骨折部の骨癒合を確認後，crossに固定した2本のK-wireを抜去する．

C．術後管理（図5）

1）モニタリング

前述と全く同様に行っている．

2）鬱血・虚血に対する対策

モニタリング中，少しでも鬱血あるいは虚血に変化すれば，近赤外線組織オキシメータでの切断指の酸素飽和度とヘモグロビン指数の測定値を参考の上で，pinprick による出血の色，量をチェックし，虚血と判断されれば，できるだけ早く動脈の再吻合を行う．鬱血と判断された場合，瀉血は

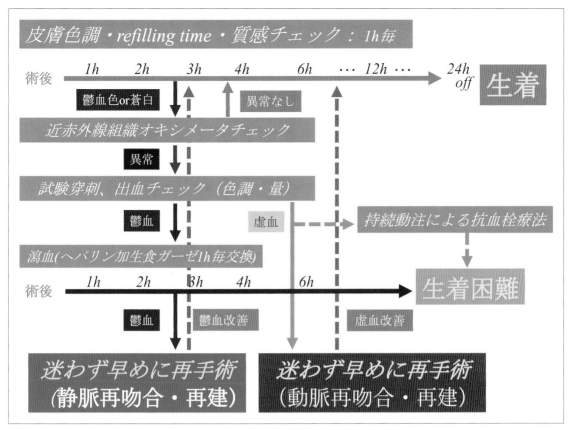

図 5. Subzone Ⅳ より中枢での切断の術後管理

前述同様に行うが，これは再手術までの時間稼ぎであり，同レベルでは，できるだけ早期に静脈の再吻合を行う必要がある（図 6：症例 2）．

再接着術の適応と IC

　手指切断指の再接着術の生着率は，70〜90％と報告されてきた[13)14)]が，損傷程度や手術手技，術後管理などの影響により，施設間格差は多少なりとも認める．筆者らは，性別，年齢，損傷程度に関係なく，患者が希望した場合，すべてに対し再接着術を施行しているが，当院での生着率は，諸家らの報告とほぼ同等もしくはそれ以上の結果が得られている．山野らは指尖部切断の受傷状況による成績において，圧挫の強い挫滅切断例や引きちぎり切断例の約 1/3 は壊死に陥ったと報告しており，それらの手術適応を慎重としている[13)]．しかし，残りの 2/3 は生着しているため，たとえ部分壊死に陥ったとしても，再建組織量は減るため，ドナー犠牲は減る可能性があり，筆者らは，

挫滅の程度によらず，患者が希望した場合は，すべて手術適応と考えている（図 7：症例 3）．

　切断指症例に対する治療法は，まずは再接着術を行うか否かであるが，受傷直後は患者本人やその関係者の動揺が強く医師が詳しく説明しても冷静な判断ができず，概して医師のすすめる治療法に流される傾向がある[15)]．医師は，決して断端形成は手術が容易で社会復帰が早いなどの理由で安易に患者に勧めてはならないし[16)]，逆に再接着術を勧め過度の期待を抱かせてもいけない．再接着を希望されても，再接着術は必ずしも成功するとは限らないこと，血栓除去などの緊急手術が必要になる可能性があること，たとえ再接着に成功しても整容的，機能的に障害の残る可能性があり，また腱剝離などの追加修正手術が必要になる可能性があることなど十分納得してもらった上で行う必要がある[17)]．筆者らは，前医での再接着術に対する十分な IC がなされなかったか，あるいは患者の理解が得られないまま断端形成術が施行さ

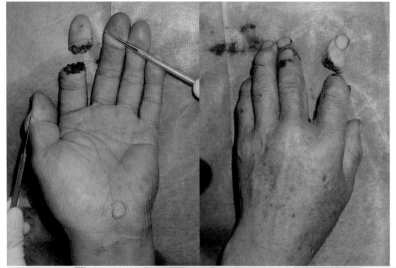
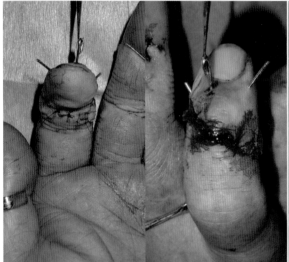
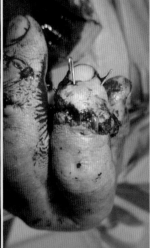
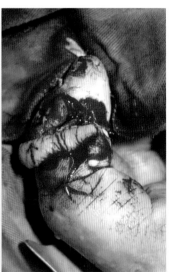
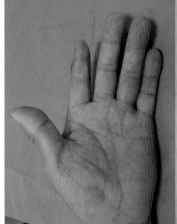
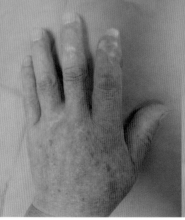
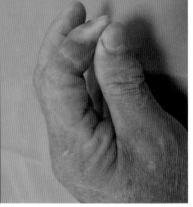

a	
b	c	d
e	

図 6. 症例 2：63 歳，男性

a：左示指，電気のこぎりによる鈍的切断．切断レベル：玉井 Zone Ⅲ

b：術直後所見．全身麻酔下，中節骨骨固定（1 mm K-wire 3 本固定），深指屈筋腱
縫合，伸筋腱縫合，動脈 2 本吻合，静脈 2 本吻合，橈尺側指神経 1 本ずつ縫合

c：術後 1 日目．鬱血を認め，直ちに背側で静脈の再吻合を施行

d：術後 4 日目．虚血を認め，直ちに橈側で静脈皮弁を用いた動脈再建を施行

e：術後 8 か月所見．感覚はほぼ正常まで回復（S-W monofilament test：green,
static 2 PD：6 mm, moving 2 PD：6 mm）し，DIP 関節の若干の伸展障害を認め
るものの問題なく復職している．

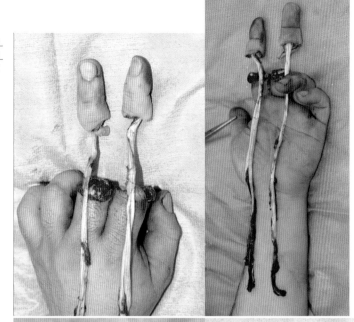

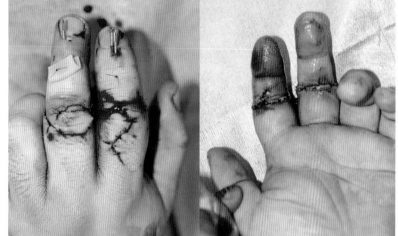

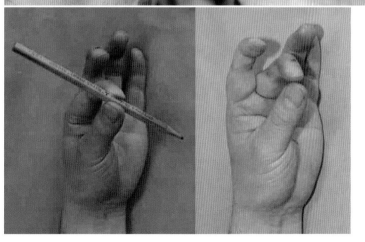

図 7.

症例 3：34 歳，男性

a：左示指・中指，機械に巻き込まれ
　た PIP 関節部での引き抜き切断．切
　断レベル：玉井 Zone Ⅲ

b：術直後所見．全身麻酔下，PIP 関
　節軽度屈曲位固定(1 mm K-wire 1
　本固定)，深指屈筋腱は手根管を通
　して，前腕部を切開し深指屈筋に縫
　合，伸筋腱縫合，動脈 1 本吻合，静
　脈 2 本吻合，橈尺側指神経 1 本ずつ
　縫合

c：術後 6 か月所見．感覚は，ほぼ正
　常まで回復し(S-W monofilament
　test：green，static 2 PD：6 mm,
　moving 2 PD：6 mm)，PIP 関節の
　可動域はないもののピンチは可能
　であり問題なく就業している．

れ，その後再接着を希望して来院する患者をいまだに経験する[18]．切断指症例の IC をとるにあたり，現在とり得る治療法の選択肢やその治療成果をまず十分説明し，患者本人と家人，周囲の人間（労災なら職場の人間，学校での事故なら学校関係者など）とよく相談した上で，最後に患者本人に治療法を選択させるよう心がけている．筆者は，来院直後は再接着を望まなくとも検査などの時間的猶予を与えた後に再接着を希望する患者をしばしば経験する．それゆえに即決断を迫らずに僅かでも時間的猶予を与えることも重要と考える．また，術中に思わぬ損傷が見つかることもあり，全身麻酔の場合は患者の同意が得られないため，家族や身元引受人と連絡が取れる状態にしておき，追加治療の説明ができる体制を取ることが望ましい[18]．

社会的背景は人それぞれだが，一度なくした体の一部を元に戻してほしいというのが大方の患者の素朴な願いであることは間違いない．切断指再接着は現在では患者が希望する限り試みることが一般的となっており，日常診療や手術室の都合または人員不足などで再接着術が行えない場合は，再接着術が可能な施設への転送なども当然考慮しなくてはならず，近隣施設との連携も重要と考える．

まとめ

現在我々が行っている切断レベル別の治療方針と術後管理，更に Zone Ⅲ の後療法について述べた．

再接着術に臨むにあたり，術前・術中は再接着できない理由を探して諦めてはならないし，また術後管理においても，生着しない理由を探して簡単に諦めないことが重要である．

参考文献

1) Komatsu, S., Tamai, S.：Successful replantation of a completely cut-off thumb. Plast Reconstr Surg. **42**：374-377, 1968.
2) Ito, H., et al.：Fingertip amputation salvage on arterial anastomosis alone—an investigation of its limitations. Ann Plast Surg. **65**：302-305, 2010.
3) 武重宏樹ほか：静脈吻合を行わなかった指尖部再接着術の検討．日マイクロ会誌．**34**(4)：178-181, 2021.
4) Sebastin, S. J., Chung, K. C.：A systematic review of the outcomes of replantation of distal digital amputation. Plast Reconstr Surg. **128**：723-737, 2011.
5) 石川浩三ほか：手指末節部に対する新しい区分法（Zone 分類）．日マイクロ会誌．**3**：54-62, 1990.
6) 伊東 大：【四肢外傷対応マニュアル】手指切断に対する再接着術．PEPARS．**134**：23-31, 2018.
7) 伊東 大ほか：指尖部切断再接着症例の検討．日マイクロ会誌．**20**：108-114, 2007.
8) 松山周世ほか：遊離組織移植後の近赤外線小型組織オキシメータによる補助的モニタリングの可能性．創傷．**13**(3)：109-117, 2022.
9) 常川主裕ほか：携帯型赤外線サーモグラフィーを用いた切断指再接着術後血行モニタリングの有用性．創傷．**3**(3)：139-143, 2012.
10) Hovius, S. E., et al.：Comparison of laser Doppler flowmetry and thermometry in the postoperative monitoring of replantations. J Hand Surg. **1**：88-93, 1995.
11) 權太浩一：血糖値による皮弁・切断指モニタリング．第 44 回日本マイクロサージャリー学会学術集会．2017.
12) Niimi, Y., et al.：Digital artery massage for improving ischemia after distal digital replantation surgery. J Reconstr Microsurg Open. **3**：25-27, 2018.
13) 山野慶樹ほか：指尖部切断再接着の受傷状況による成績．日手会誌．**6**：216-219, 1989.
14) 磯貝典孝ほか：指末節部の再接着．マイクロサージャリー：最近の進歩．波利井清紀監，原科孝雄編，pp129-139，克誠堂出版，1996.
15) 神保好夫ほか：Composite Graft による指末節部切断の治療経験．日形会誌．**18**：218-222, 1998.
16) 黒島永嗣：指尖部切断に対する治療．日マイクロ会誌．**20**：106, 2007.
17) 緒方 英ほか：【顔面・四肢外傷治療の ABC】指切断：再接着と断端形成．形成外科．**49**：S163-S165, 2006.
18) 伊東 大ほか：断端形成術後に行った切断指再接着術の経験—インフォームドコンセントの重要性について—．日マイクロ会誌．**24**(1)：37-41, 2011.
19) 沢辺一馬ほか：【顔面・四肢外傷治療の ABC】手指・前腕の挫滅創．形成外科．**49**：S167-S174, 2006.

PEPARS No.202：61-67, 2023

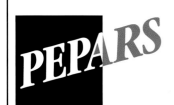

◆特集／切断指：ZONE 別対応マニュアル！

どう対応する!?　Zone Ⅳ

松末　武雄*

Key Words：切断指再接着(finger replantation)，玉井分類Zone Ⅳ (Tamai Zone Ⅳ)，可動域(range of motion；ROM)，屈筋腱(flexor tendon)，伸筋腱(extensor tendon)，リハビリテーション(rehabilitation)

Abstract　Zone Ⅳ切断指では扱う動脈や静脈は比較的太く同定も容易であり，末節切断のような血管吻合そのものの困難さは少ないが，骨と伸筋腱，屈筋腱の扱い方，術後のリハビリテーションが極めて重要となる．残念ながら現在一般的に行われている手術および後療法を適切に施行できたとしても，骨と屈筋腱と伸筋腱を同時に保護する装具やリハビリテーションプロトコールの作成が困難であるため，関節拘縮や腱癒着の問題が必発で，追加手術を行っても機能的結果は不良であることが多い．現在筆者が行っている段階的腱再建法は，従来法とは異なり，初回再接着術で伸筋腱は修復するが屈筋腱は修復せず意図的に後日二期的再建とする．この段階的腱再建法は現在の Zone Ⅳ切断指治療が持つ問題に対する解決策の１つであり，リハビリテーションを合理的かつ単純なものとし，再現性のある優れた機能的結果を出すための有力な方法である．

はじめに

　指レベルでの腱断裂や骨折といった単独の損傷については，治療法・後療法が確立され，よい可動域・機能的結果が得られるようになってきている．しかしすべての構造物が同時に損傷し，修復しなければならない再接着指，特に Zone Ⅳ切断再接着における指可動域は一般的に不良である[1]．単独指の Zone Ⅳ切断再接着は断端形成に比べて機能的に劣るため，再接着術は相対的禁忌とする意見がある[2]．Zone Ⅳで再接着術を行うのであれば，生着だけでは不十分であり，関節可動性のある機能的に優れた結果を出すことが求められることを念頭に置いて治療にあたる必要がある．

　本論文では，まず現在一般的とされている

Zone Ⅳ再接着術の方法とその問題点について解説する．次にそれらの問題点を解決するために筆者が行っている方法について解説する．

一般的な Zone Ⅳ再接着手術の方法

1．一般的な再接着術の手順

① 各組織の同定・準備

② 骨固定

③ 伸筋腱縫合

④ 屈筋腱縫合

⑤ 神経縫合

⑥ 動脈吻合

⑦ 静脈吻合

⑧ 皮膚の修復

　上記の順で手術を進めるのが一般的であるが，指の術中ポジションの効率性を重視し背側の伸筋腱と静脈を先に修復してから掌側の屈筋腱と神経動脈を修復する方法や，再接着指の肢位を再現しやすくなると考えて伸筋腱縫合の前に屈筋腱縫合

* Takeo MATSUSUE，〒553-0003　大阪市福島区福島 2-1-7　関西電力病院形成再建外科，部長

をする方法など，指再接着の手術手順には様々な変法がある[3]．以前の筆者の方法では，Zone Ⅳでは各組織の同定・準備の段階で屈筋腱の中枢側と末梢側のそれぞれに縫合糸をかけておいた上で各構造の修復を進め，屈筋腱縫合は後にすることにより，指完全伸展位の良好な視野で動脈吻合，神経縫合を行っていた[4]．最もやりやすい手順はその状況や術者の考えによって異なり，1つの方法にこだわる必要はない．

動脈吻合や神経縫合といった1つ1つの手技は他の切断レベルにおける方法と基本的に同じである．本稿ではZone Ⅳで特に注意しなければならない骨固定，伸筋腱縫合，屈筋腱縫合について順に述べる．

2．骨固定

骨固定は手技的に容易で速やかに行える鋼線固定が一般的であるが，Zone Ⅳでは骨接合部の回旋異常や変形が機能予後に大きく影響することに注意し，少なくとも2本の鋼線を用いるべきである．また術後のリハビリテーションが重要であるため，隣接する関節の運動を妨げないように刺入する必要がある．再接着指の骨癒合は骨接合部の血行が通常の骨折より乏しくなっていることが多いため，骨癒合に時間を要する．したがって骨接合時には骨折部周囲の軟部組織の剥離操作を最小限にすべきである．スクリューやプレートによる強固な内固定は早期運動療法に適しているが，プレート固定は骨膜の追加剥離操作が必要となることが多く，伸筋腱への干渉となりやすいという欠点もある（図1-a，b）．Interosseous wire fixationは関節に近い部分であっても比較的強固な固定ができ，周囲組織の剥離も最小限でできるため有用である．

骨短縮を勧める外科医は多い．骨短縮の利点は骨接合面を整えることにより骨癒合しやすくすること，断裂した神経・血管の修復が行いやすくなることである．欠点は指長が短くなること以外に，伸筋腱断端のトリミングやオーバーラップさせて縫合するといった伸筋腱長の調整を行わなけ

れば，伸筋腱のゆるみが生じ伸展 lag が必発となる点である．

3．伸筋腱縫合

伸筋腱は中央索だけでなく側索も修復するが，この部位の腱滑動域は少ないため，腱のデブリードマンを行いすぎて，無理に縫合すると伸展拘縮となるため注意が必要である[5]．また単純な mattress suture よりは cross stitch suture や running interlocking horizontal mattress suture といった強固な縫合法が望ましい．ただし，伸筋腱修復時の伸筋腱周囲組織の剥離は広範囲の伸筋腱癒着をきたすため，最小限とする必要がある．

4．屈筋腱縫合

Ross らは深指屈筋（FDP）と浅指屈筋（FDS）を両方縫合した TAM（total active motion）は136°で FDP だけでは111°であり，両方縫合した方が有意によいと報告している[1]．一方 Woo は FDP だけ修復した方が FDP と FDS 間の癒着を防ぐため有用であると述べており[2]，筆者も同じ意見である．

屈筋腱を縫合すると，屈筋腱の力の方が伸筋腱より強いため，指は屈曲位となる．血管吻合部がPIP 関節に近い場合などでは，術直後の血管のkink による血行障害の懸念が生じる．このような場合は血行が安定するまで PIP 関節を伸展位で一時的に鋼線刺入固定する（図1-b）．再接着直後に外固定だけで指先まで適切な肢位を保つことは，術後のドレッシングの影響もあり困難である．

Zone Ⅳ再接着術の問題点

Zone Ⅳ再接着術では，以下の点が問題となっておりいまだ解決されていない．
① よい機能的結果を出すためには骨固定部を保護しながら早期運動療法を行うことが必要である．しかし血行に影響しないよう，かつ骨折と屈筋腱と伸筋腱を同時に保護するスプリントを作成することが難しい[1]．
② 骨癒合前の早期運動療法は偽関節といった合併症を引き起こし得る[6]．

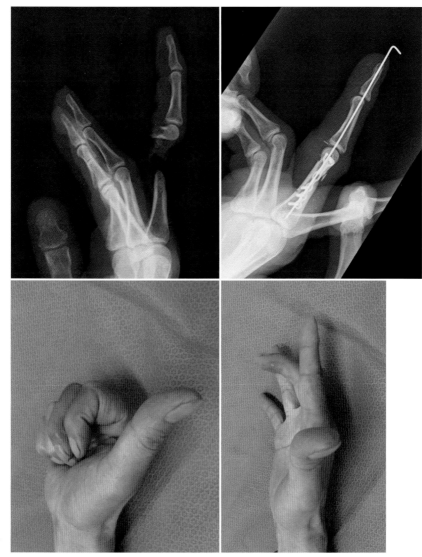

図 1. 61 歳，男性．旋盤に巻き込まれて受傷した Zone Ⅳ切断
一般的な方法で再接着術を施行した．いわゆる伸展優位のリハビリを行ったが
伸展 lag と屈曲拘縮，屈筋腱癒着が生じ，再接着術後 6 か月で PIP 関節剥離術，
11 か月で屈筋腱剥離術を行った．剥離術後 3 日目で屈筋腱断裂が生じたため，
シリコンロッドを挿入し，その 3 か月後に長掌筋腱を移植して屈筋腱の再建を
行った．指伸展力が弱く，長期経過で屈曲拘縮が進行した．
　a：受傷時 Xp
　b：再接着術直後 Xp．骨短縮せず condylar plate で固定した．IP 関節伸展位を
　　　保つために鋼線刺入固定しており，この鋼線は術後 9 日で抜去した．
　c：腱移植後 1 年 6 か月．PIP 関節屈曲 85°，DIP 関節屈曲 46°
　d：腱移植後 1 年 6 か月．PIP 関節伸展 −60°，DIP 関節伸展 −30°

③ 屈筋腱と伸筋腱を同時に縫合した後は，より強
力な屈筋が徐々に伸筋を圧倒することにより
PIP 関節屈曲拘縮や伸展システムの elongation
による伸展 lag を引き起こす可能性がある[7]
（図 1）．
④ 通常の屈筋腱修復後のリハビリテーションが

行えないため，屈筋腱の治癒も不十分となり，
ほとんどの症例で屈筋腱癒着が生じる（図 1）．
⑤ 指再接着術の後療法において現在コンセンサ
スが得られているのは，リハビリテーションを
伸展優位で行うこと，腱剥離術などの二次手術
を必要に応じて行うことである[8]．しかしなが

ら，現実的で再現性のある優れた結果を出すための明確な方法やリハビリプロトコールは未だに存在していない[9]．腱剝離術によりむしろROM が増悪することもあり，特に伸筋腱剝離の結果は不良である[10]．

これらの問題のため，Zone Ⅳ再接着のほとんどの報告では，機能的回復が悪かったと述べられている．2000 年以降に報告された Zone Ⅳ再接着では，Chen ら[11]が 5 例の平均 TAM 97°（70～165°），Buntic ら[12]が DIP 関節あるいは PIP 関節を固定したものを除く 9 例で平均 TAM 133°，Ross ら[1]が多数指切断も含めた切断において TAM 126° と報告した．本邦では森谷ら[10]の Zone Ⅴを含む 17 例平均 TAM 87°（40～180°），松井ら[13]の23 例平均 138.9°（60～265°）といったまとまった症例数の報告がある．これらの報告には，腱剝離術などの二次手術が行われたものが含まれている．

平均 TAM は一般的に不良であるものの，これらの報告中にあるように優れた可動域が得られた症例が少ないものの存在することから，全てのZone Ⅳ再接着において良好な可動域を得ることが不可能であるとは言えない．問題はよい機能的結果が安定的に得られないということである．

筆者が行っている新しい方法
―Zone Ⅳ再接着における段階的腱再建法―

Zone Ⅳ再接着において，安定してよい機能的結果を出すためには，経験に基づく治療よりも，これまでの単独損傷に対する知見をもとに ZoneⅣ切断指に挑む必要があるだろう．そのためには，従来の方法とは異なるアプローチにより後療法をシンプルかつ明確にする必要があると筆者は考え，初回再接着手術では腱縫合は伸筋腱のみとし，屈筋腱は意図的に修復しないようにした．初回再接着術後は古典的な固定法で伸筋腱を保護し，骨癒合が得られてから他動運動を開始し伸展拘縮を解除する．その後シリコンロッドを用いた二期的屈筋腱再建を行う．屈筋腱再建後は一般的

な Kleinert 変法と Duran 変法[14]による早期運動療法を行う．

代表症例：20 歳，男性．右示指 Zone Ⅳ完全切断

1．再接着
機械に挟まれて受傷した（図 2-a, b）．骨短縮せずプレート固定を行い，中央索および両側側索をhorizontal mattress suture＋cross stitch sutureした．両側指神経は挫滅部のデブリードマンの結果，橈側 15 mm，尺側 30 mm の欠損を生じたためナーブリッジ（東洋紡）を用いて修復した．動脈は尺側指動脈を静脈移植して修復し，静脈は背側で 2 本吻合した．屈筋腱は意図的に縫合せず，A3，A4，A5 pulley のスペーサーとして断裂した状態のままとした（図 2-c，d）．

術直後は緩いバルキードレッシングとし，シーネをラフに掌側に装着して手関節を背屈位とした．術後 8 日より手関節背屈 45°，MP 関節 50° 屈曲，IP 関節 0° で背側シーネを作成し，骨折部を保護しながら，示指以外のリハビリテーションを開始した．術後 4 週から示指のみのシーネ固定とし，引き続き骨折部と伸筋腱の保護を行った．術後 9週で骨癒合を確認し，シーネを除去して示指の他動屈曲運動を開始した．

2．二期的屈筋腱再建 stage 1：シリコンロッド（人工腱）挿入
再接着術後 5 か月で，手部の残存屈筋腱を切除し，シリコンロッドを右示指に挿入した．A1，A2 pulley が欠損した状態であったため，切除したFDP 腱を用いて A2 pulley を再建した．シリコンロッド挿入術後 2 週間は創部の上皮化を優先させるため，MP 関節以遠を伸展位で外固定した．

その後リハビリテーションを再開し，再接着術後 7 か月で他動可動域が MP 関節伸展 20° 屈曲90°，PIP 関節伸展 0° 屈曲 95°，DIP 関節伸展 0°屈曲 80° となり，伸展拘縮が解除された状態となった．また自動伸展は PIP 関節 0°，DIP 関節－10° であり，指伸展力が維持された状態を保って

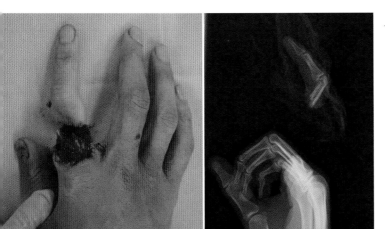

a b
c d e f

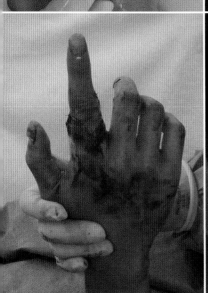
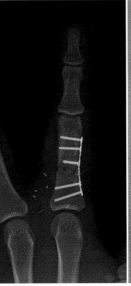
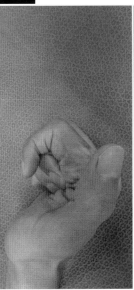
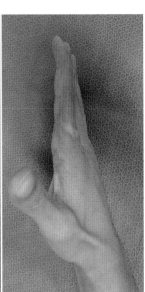

図 2. 20 歳，男性．機械に挟まれて受傷した Zone Ⅳ切断

段階的腱再建法を行った．

a：受傷時．局所挫滅が目立つ．

b：受傷時 Xp

c：再接着直後．屈筋腱は縫合されておらず，伸筋腱のみ縫合された状態であるため，特別な装具なく
　伸展位が保たれている．

d：再接着直後 Xp．骨短縮せず，橈側面でプレート固定した．

e：腱移植後 2 年．PIP 関節屈曲 82°，DIP 関節屈曲 55°

f：腱移植後 2 年．PIP 関節伸展 0°，DIP 関節伸展 −20°，PIP 関節の伸展 lag はない．DIP 関節は 20°
　の伸展 lag が残った．

いた．

3．二期的屈筋腱再建 stage 2：腱移植

　再接着術後 8 か月でシリコンロッドを除去し，長掌筋腱を移植した．移植腱の末梢は末節骨に固定し，中枢は手関節レベルで FDS 腱に縫合した．

腱移植後は Kleinert 変法と Duran 変法に従った一般的なリハビリテーションを行った．リハビリテーションは腱移植後 4 か月まで行い，その後は経過観察のみを行った．

　腱移植後 2 年で自動可動域は MP 関節伸展 0°屈

曲 90°，PIP 関節伸展 0° 屈曲 82°，DIP 関節伸展 −20° 屈曲 55°，TAM 207° が得られ，知覚は Semmes-Weinstein test 橈側 3.22，尺側 4.17 であり，2 点識別は不可能であった（図 2-e，f）．再接着術後 7 年でも自動可動域は維持されており，知覚はさらに改善し，Semmes-Weinstein test 橈側 2.83，尺側 3.61，静的 2 点識別能 10 mm，動的 2 点識別能 9 mm であった．

＜段階的腱再建法の利点＞

Zone Ⅳ 再接着における段階的腱再建法は先に述べた Zone Ⅳ 再接着術の各問題点を解決する．

1）屈筋腱が縫合されていないため，特別な装具がなくても PIP 関節は術中から伸展位が維持され，再接着手術操作自体が簡便となる．術後は伸筋腱縫合部と基節骨骨折の保護ができればよいので，手関節背屈，MP 関節軽度屈曲，IP 関節伸展位の掌側シーネを作成することになるが，その作成は一般的で容易である．

2）再接着術後の早期運動は吻合血管の折れ曲がりや攣縮，偽関節といった合併症を引き起こし得る[1)6)]．本法では骨癒合が得られるまで関節運動を行わないため，それらの懸念は生じない．

3）再接着術後 PIP 関節は伸展位で保たれるため，屈曲拘縮を予防することができる．また，PIP 関節の側副靭帯は関節拘縮が起こりにくい緊張位で保たれることとなるため，骨癒合後の他動運動開始時には PIP 関節は伸展拘縮の状態であるが，伸展拘縮は一般的な他動運動療法により改善され，伸展拘縮に対する二次手術は不要なことが多い．

また再接着術後の早期運動には伸筋腱の elongation といった懸念が伴うが，本法では十分に伸筋腱が治癒してから運動療法を開始するため，伸展 lag が生じにくい．

4）一般的に，重度の指複合組織損傷における屈筋腱の一次的再建は，腱癒着や拘縮が必発であり禁忌であるとされる[15)]．この屈筋腱一次的再建後に生じた腱癒着に対する剥離術は，重度の瘢痕組織内での剥離操作となるため再癒着が生じやすい．一方，瘢痕化の進んだ指の屈筋機能再建とし

てシリコンロッドを用いた二期的再建は優れた結果が得られている[16)]．切断指は最重度の複合組織損傷である．本法はこれら既存の知見に基づいており合理的である．

5）本法における伸筋腱に対するリハビリテーションプロトコールは古典的な固定法の後，徐々に他動屈曲運動を行うことである．そして，シリコンロッドを用いた屈筋腱二期的再建は標準的治療の 1 つであり，そのリハビリテーションプロトコールは多くの文献に明記されており，すでに多くの施設で実践されている．すでに確立されたリハビリテーションプロトコールを段階的に行っているだけなので，熟練のハンドセラピストの経験は必須ではなく，多くの施設で実施可能である．

＜段階的腱再建法の注意点＞

1）再接着手術では創部皮膚の治癒遷延が生じることがある．このような場合に人工腱は感染リスクとなり，人工腱の感染が生じた場合は局所にとどまらず前腕にまで感染が及ぶ可能性がある．したがって，再接着手術の際に人工腱を挿入することは避け，創部皮膚が十分に治癒してから人工腱挿入手術を行うべきである．

2）本稿で呈示した症例では初回再接着時にナーブリッジを用いた指神経再建を行ったが，初回再接着時の人工神経使用には感染リスクがある．段階的腱再建をするのであれば，人工腱挿入手術時に指神経再建も行う方が望ましいであろう．初回再接着時に指神経損傷部の範囲を判断することは難しいことが多い．指神経の二期的再建では，再建した指動脈を損傷しないように慎重な操作が必要となるが，初回再接着時より損傷神経の必要十分なデブリードマンが行いやすいという利点もある．

3）本稿で呈示した症例では屈筋腱移植として長掌筋腱の long graft としたが，他の方法として，二段階腱形成術（pedicled sublimis tendon graft）がある[17)]．これは二期的屈筋腱再建 stage 1 で人工腱を挿入するとともに，手掌部で FDS と FDP の中枢側断端を互いに縫合しておき，3 か月後の二期的屈筋腱再建 stage 2 で FDS を筋腱移行部で切

離して反転し，シリコンロッド留置により形成された偽腱鞘内を通して末節骨に固定する遊離腱移植を用いない方法であり，特に複数指断裂の際に有用である.

まとめ

Zone Ⅳ再接着の一般的な方法と，現在議論となっている問題点，それらを踏まえた筆者の方法を解説した．Zone Ⅳ再接着では，これまで不十分な機能的結果しか得られないとみなされていた．一般的には屈筋腱と伸筋腱は primary で同時に修復される．しかしながら，筆者は primary では伸筋腱を縫合するが屈筋腱は縫合せず，意図的に二期的屈筋腱再建とすることにより，優れた機能的結果を得た．筆者の方法は既存の方法の組み合わせであり，リハビリテーションを合理的かつ明確にする．本法を施行した症例はまだ少ないものの，これまで難渋していた玉井分類 Zone Ⅳ再接着に対する標準的な方法になる可能性がある.

参考文献

1) Ross, D. C., et al.：Tendon function after replantation：prognostic factors and strategies to enhance total active motion. Ann Plast Surg. **51**：141-146, 2003.
2) Woo, S. H.：Practical tips to improve efficiency and success in upper limb replantation. Plast Reconstr Surg. **144**：878e-911e, 2019.
3) Higgins, J. P.：Replantation and transplantation. Green's operative hand surgery. 8th ed. Wolfe, S. W., et al., ed. 1653-1662, Elsevier, Philadelphia, 2022.
   Summary　手外科の成書.
4) 松末武雄：【イチから始める手外科基本手技】イチから始める切断指治療．PEPARS. **91**：63-73, 2014.
5) 森谷浩治，吉津孝衛：腱損傷．手外科診療ハンドブック改訂第3版．牧　裕ほか編．122-152，南江堂，2022.
   Summary　手外科の基本知識が網羅されており，手外科臨床にあたる上で必携の書.
6) Ugurlar, M., et al.：Rehabilitation after successful finger replantation. North Clin Istanb. **3**：22-26, 2016.
7) Scott, F. A., et al.：Recovery of function following replantation and revascularization of amputated hand parts. J Trauma. **21**：204-214, 1981.
8) 神田俊浩，大井宏之：【手外科リハビリテーション―腱損傷保存療法と修復後運動療法のポイント―】屈筋腱・伸筋腱損傷合併　再接着指のリハビリテーション．MB Med Reha. **145**：57-61, 2012.
   Summary　伸展優位のリハビリについて，どのように行うのか記載されている.
9) Silverman, P. M., et al.：Early protective motion in digital revascularization and replantation. J Hand Ther. **2**：84-101, 1989.
10) 森谷浩治ほか：玉井分類 Zone ⅣまたはⅤ再接着指に対する腱剝離術の治療成績．日マイクロ会誌．**24**：14-19, 2011.
    Summary　Zone ⅣまたはⅤ切断17指における屈筋腱剝離の治療効果が%TAM で平均10%であり，期待したほどの効果がなかったと報告.
11) Chen, J., et al.：Long-term functional, subjective and psychological results after single digit replantation. Acta Orthop Traumatol Turc. **52**：120-126, 2018.
12) Buntic, R. F., et al.：Index finger salvage with replantation and revascularization：revisiting conventional wisdom. Microsurgery. **28**：612-616, 2008.
13) 松井裕帝，大野健太郎：玉井分類 zone 4 切断指再接着の良好な可動域獲得への挑戦．日マイクロ会誌．**35**：122-129, 2022.
    Summary　多数の症例での治療結果について検討がなされているのに加え，優れた結果が得られた症例の詳細な経過が記載されている.
14) Cetin, A., et al.：Rehabilitation of flexor tendon injuries by use of a combined regimen of modified Kleinert and modified Duran techniques. Am J Phys Med Rehabil. **80**：721-728, 2001.
15) Kotwal, P. P., Ansari, M. T.：Zone 2 flexor tendon injuries：venturing into the no man's land. Indian J Orthop. **46**：608-615, 2012.
16) Seiler, Ⅲ J. G.：Flexor tendon injury. Green's operative hand surgery. 8th ed. Wolfe, S. W., et al., ed. 212-259, Elsevier, Philadelphia, 2022.
17) Abdul-Kader, M. H., Amin, M. A.：Two-stage reconstruction for flexor tendon injuries in zone Ⅱ using a silicone rod and pedicled sublimis tendon graft. Indian J Plast Surg. **43**：14-20, 2010.

実践 脂肪注入術 ─疾患治療から美容まで─

編集 水野 博司 （順天堂大学教授）

PEPARS No.198 2023年6月号 定価3,300円（本体3,000円＋税）

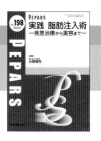

脂肪注入の基礎知識から、手術の適応や脂肪の精製・手技の詳細を包括的に解説！
豊富なイラストや実際の手術例も充実です！！

目次
- 脂肪移植に必要な脂肪組織の基礎知識
- 自家脂肪注入・移植の保険収載の現状と展望
- 注入脂肪組織の preparation 1：脂肪吸引
- 注入脂肪組織の preparation 2：分離精製
- 脂肪注入手技：基本手技とデバイス
- 乳房への脂肪注入術
- 脂肪注入による豊胸術
- 頭蓋顎顔面外科領域における脂肪注入術 ─マイクロファットグラフトとナノファットグラフトによる治療─
- 鼻咽腔閉鎖機能不全に対する自家脂肪注入術
- 脂肪注入術の合併症と対策

NPWT（陰圧閉鎖療法）の疾患別治療戦略

編集 田中 里佳 （順天堂大学教授）

PEPARS No.197 2023年5月号 定価3,300円（本体3,000円＋税）

NPWTが使いにくい部位でもリークを起こさないコツなど、明日から使えるtipsが満載！

目次
- NPWTの現状と未来
- 重症感染創に対するNPWT 治療戦略と工夫─壊死性軟部組織感染症に対する持続洗浄を付加したNPWT(IW-CONPIT)の有効性─
- 術後合併症におけるNPWT 治療戦略とその工夫
- 頭頸部再建後の瘻孔や死腔におけるNPWT 治療戦略
- 胸部疾患に対するNPWT 治療戦略とその工夫
- 腹部疾患に対するNPWT 治療戦略とその工夫
- 褥瘡に対するNPWT 治療戦略とその工夫
- 救命救急センター搬送症例に対するNPWT の適応
- 足部潰瘍に対するNPWT 治療戦略
- 在宅診療におけるNPWT の治療戦略と工夫

あざの診断と長期的治療戦略

編集 河野 太郎 （東海大学教授）

PEPARS No.194 2023年2月号 定価3,300円（本体3,000円＋税）

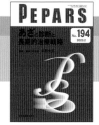

あざ（母斑）の長期的治療として、手術療法に加えてレーザー治療や薬物療法などの内科的治療についても解説！

目次
《毛細血管奇形》
- 関連する症候群
- 体表の毛細血管奇形に対する治療戦略

《乳児血管腫》
- プロプラノロール内服療法
- レーザー治療とプロプラノロールの併用療法

《太田母斑》
- レーザー治療

《異所性蒙古斑》
- 経過観察とレーザー治療の利点と欠点を比較して

《扁平母斑》
- レーザー治療の現状と今後の治療戦略

《色素性母斑》
- 外科的治療戦略
- 色素性母斑に対するレーザー治療

- 発毛を伴うアザのレーザー治療

全日本病院出版会　〒113-0033 東京都文京区本郷 3-16-4　Tel：03-5689-5989
www.zenniti.com　Fax：03-5689-8030

PEPARS　No.202：69-76，2023

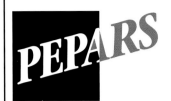

◆特集／切断指　ZONE 別対応マニュアル！

切断指に対する持続陰圧閉鎖療法

長谷川健二郎[*1]　新井理恵[*2]

Key Words：陰圧閉鎖療法(negative pressure wound therapy)，切断指(amputated finger)，早期運動療法(early therapeutic exercise)，指尖部損傷(fingertip injury)，創傷治癒(wound healing)

Abstract　　当科では指尖部切断に対しては再接着術を積極的に行っているが，切断指が紛失している症例も少なくない．特に若い女性や小児の場合には指尖部損傷治療のポイントをできるかぎり満たす必要がある．つまり ① 治療により関節可動域制限を起こさないこと，② 健側に近い知覚を獲得すること，③ 爪を含めた指尖部の良好な形態を再建することである．指・手の陰圧閉鎖療法においては，早期運動療法を治療開始時から始めることが大切であり，残された機能を最大限に温存する必要がある．1 本の切断指に対しては我々の考案した指用陰圧閉鎖療法を用い，Zone Ⅳ～Ⅴの切断指や複数指切断に対しては袋型陰圧閉鎖療法を用いている．

はじめに

　手の外科の治療において，術後早期から運動療法を開始することは重要である．しかし，従来の陰圧閉鎖療法では，シート状のフィルムドレッシング材で創部と手を被うため，指が固定され，十分なリハビリテーションができなかった．そこで，我々は陰圧閉鎖療法開始時から手指の運動療法を開始することができる袋型陰圧閉鎖療法を報告してきた[1)2)]．切断指に対しては，我々の考案した指用陰圧閉鎖療法[3)]が簡便であり良好な結果が得られている．切断指の陰圧閉鎖療法のポイントについて述べる．

対象と方法

　1 本の切断指に対しては指用陰圧閉鎖療法を用い，Zone Ⅳ～Ⅴの切断指や複数指切断に対しては袋型陰圧閉鎖療法を用いている．

1．指用陰圧閉鎖療法

　方法は，まず可及的に創部のデブリードマンを行い(壊死した軟部組織のみをデブリードマンし，露出した骨・軟部組織は可能な限り残しておく)．洗浄・消毒を十分に行う．次に清潔操作で抗菌性親水性ポリウレタンフォームドレッシング(ハイドロサイト® ジェントル銀：Smith & Nephew 社製)で指尖部を挟み込むように被覆する．その先端の一部をハサミで切除し，センサーパッドを取り付ける(図1)．吸引圧を −100～−125 mmHg に設定し持続吸引で陰圧閉鎖療法を開始する．装着直後から陰圧をかけた状態で関節可動域訓練を開始する(図2)．包交は1週間に1～2回行う．4～5週間後に陰圧閉鎖療法を終了し，湿潤療法に移行する．湿潤療法開始から1～2週間で上皮化は終了する．

―――――――――――――――――
[*1] Kenjiro HASEGAWA，〒701-0192　倉敷市松島 577　川崎医科大学脊椎災害整形外科学教室，教授
[*2] Satoe Arai，同大学形成外科学教室，講師

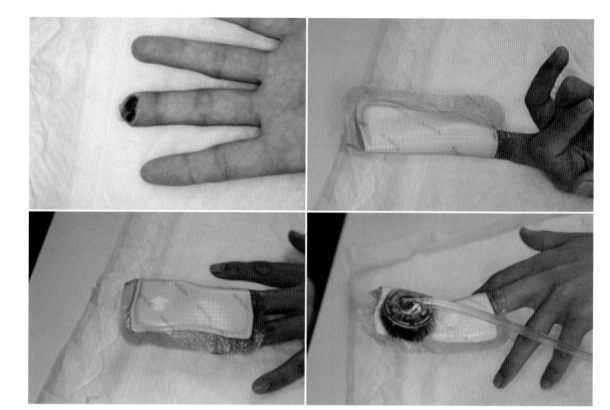

図 1. 指用陰圧閉鎖療法

a | b
c | d

a：装着前
b：抗菌性親水性ポリウレタンフォームドレッシング(ハイドロサイト®ジェントル
　銀：Smith & Nephew 社製)で創を被覆
c：被覆材の一部をハサミで切除
d：切除したところにセンサーパッドを装着

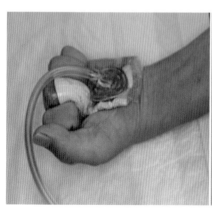 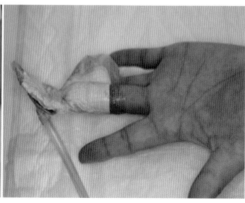

a | b

図 2.
持続吸引をかけながらの早
期関節可動域訓練
　a：屈曲時
　b：伸展時

症例 1：33 歳，男性

バイクの整備中に誤って右中指がホイールに挟まれ受傷した．Zone I～II の斜切断であった(図3)．当日より手指の早期運動療法を取り入れた我々が考案した指用陰圧閉鎖療法を開始した．開始から 4 週後に十分な肉芽形成と創の収縮が得ら

れ，陰圧閉鎖療法を終了した(図4)．陰圧閉鎖療法終了後は湿潤療法を行い，2 週間後にはほぼ上皮化した．受傷から 5 か月後では static-2PD は 4 mm であった．指腹の形態は良好で爪はやや短縮したものの良好な形態を保っている(図5)．指の関節可動域制限は認めなかった(図6)．

70

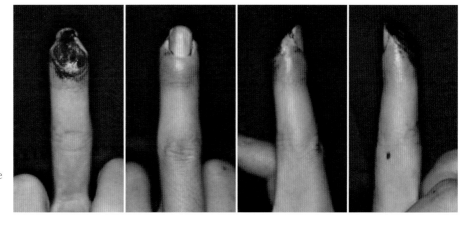

図 3.
症例1：33歳，男性．Zone
Ⅰ〜Ⅱ．受傷時

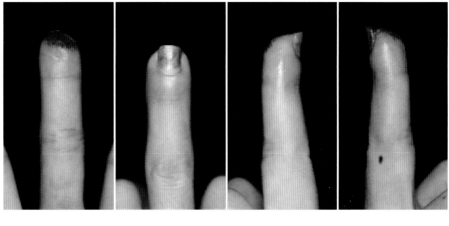

図 4.
症例1：4週間後．陰圧閉鎖
療法終了

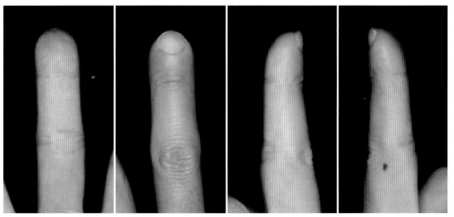

図 5.
症例1：受傷後5か月

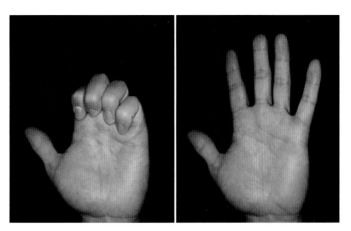

図 6.
症例1：受傷後5か月．指の屈
曲・伸展

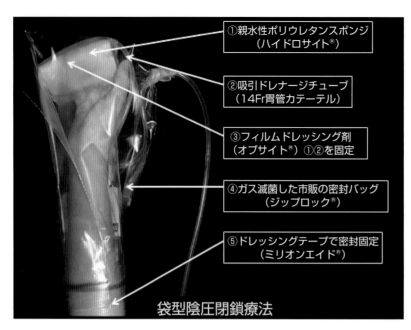

①親水性ポリウレタンスポンジ
（ハイドロサイト®）

②吸引ドレナージチューブ
（14Fr胃管カテーテル）

③フィルムドレッシング剤
（オプサイト®）①②を固定

④ガス滅菌した市販の密封バッグ
（ジップロック®）

⑤ドレッシングテープで密封固定
（ミリオンエイド®）

袋型陰圧閉鎖療法

図 7.
袋型陰圧閉鎖療法
安静時や就寝時には－100～－125
mmHg の陰圧で吸引. 手指の運動療法
を行う際には，陰圧を除去し必要なら
陽圧をかけて密封バッグを十分に膨ら
ませた状態で，十分に手指の自動・他
動運動を行う.

2．袋型陰圧閉鎖療法

方法は，創部を可及的にデブリードマンした後，
清潔操作で親水性ポリウレタンスポンジ（ハイド
ロサイト®：Smith & Nephew 社製）で被覆し，そ
の上に吸引ドレナージチューブ（14 Fr 胃管カ
テーテル：TERUMO 社製）を置き，全体をフィル
ムドレッシング剤（オプサイト®：Smith & Nephew
社製）で固定・被覆する. この時，ドレナージ
チューブの先端部には側孔を数か所作成してお
く. そしてチューブの取り付けられるハイドロサ
イト®背側のフィルムを外しておく. 一部が排液
などで詰まったとしても他の孔から吸引が効くよ
うにしておく.

次に，ガス滅菌した市販の密封バッグ（ジップ
ロック®）の中に手を入れ，ドレッシングテープ
（ミリオンエイド®：KYOWA 社製）で密封バッグ
の口を前腕部に固定し密閉状態にする. この時，
テープで巻くようにして貼ると皮膚と密封バッグ
の間に隙間が生じるので，2 枚のテープで上下か
ら挟むようにして固定すると隙間が生じにくい.
チューブはバッグの角の部分を少しだけ切り取っ
て，この穴を通して外に出す. そして輪ゴムや
テープで固定して空気が漏れないようにする（図

7). 吸引圧を－100～－125 mmHg に設定し陰圧
閉鎖療法を開始する. 継続的に吸引するのではな
く，手指の運動療法を行う際には吸引を止め，陰
圧を除き，必要なら陽圧をかけて密封バッグを膨
らませた状態で手指を動かすようにする. 運動療
法が終わると再び陰圧をかける. ハイドロサイト®
や密封バッグの交換は 1 週間に 1～2 回行ってい
る. 開始から 4～5 週間後に陰圧閉鎖療法を終了
し，湿潤療法に移行する. 湿潤療法開始から 1～2
週間で上皮化は終了する.

症例 2：20 歳，女性

仕事中にチェーンに右中指を巻き込まれて受傷
した. Zone I の完全切断で，切断指は紛失してい
た. DIP 関節の屈曲・伸展は可能であった（図8）.

当日より手指の早期運動療法を取り入れた袋型
陰圧閉鎖療法を開始した（図7）. 開始より 26 日後
に十分な肉芽形成と創の縮小が得られ，陰圧閉鎖
療法を終了した（図9）. 陰圧閉鎖療法終了より 1
週間後に創部はほぼ上皮化した. 受傷より 15 週間
経過した時点では，%TAM は 100%で，static-
2PD は 4 mm である. 指腹の形態も良好で，爪の
再生も良好である（図10）.

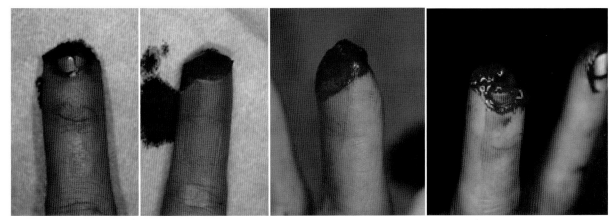

図 8. 症例 2：20 歳，女性．Zone I．受傷時

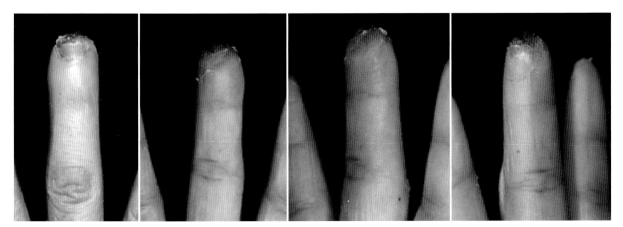

図 9. 症例 2：26 日後．陰圧閉鎖療法終了時

図 10.
症例 2：受傷後 15 週

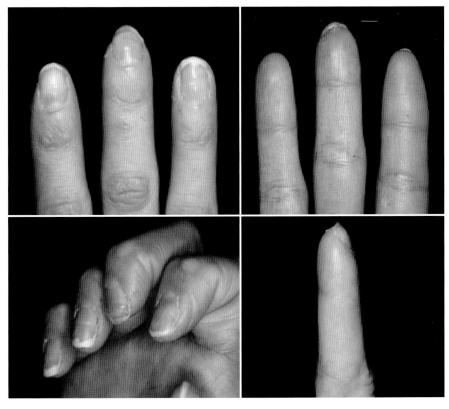

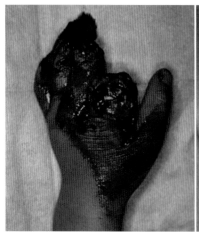
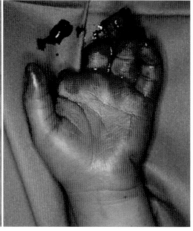

図 11.
症例3：6歳，女児．左示・中指切断を
伴う手挫滅創
受傷時

a｜b

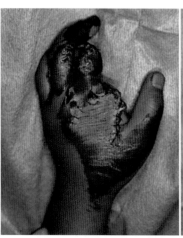
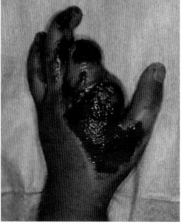

図 12.
症例3
　a：受傷日（縫合術後）
　b：陰圧閉鎖療法開始時（受傷後 21
　　日）

a｜b

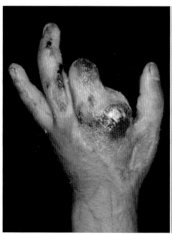
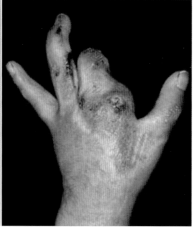

図 13.
症例3
　a：陰圧閉鎖療法開始後 14 日
　b：陰圧閉鎖療法開始後 21 日（陰圧閉
　　鎖療法終了時）

a｜b

症例3：6歳，女児

　車のタイヤで左手を轢かれ受傷した．示指・中
指切断（Zone Ⅳ・Ⅴ）を伴う挫滅創であった（図
11）．当日，示・中指の断端形成術と剝脱した皮膚
の縫合処置を行った（図 12-a）．3 週間後，壊死し
た皮膚をデブリードマンし（図 12-b），袋型陰圧閉

鎖療法を開始した．開始より 3 週間後に十分な肉
芽形成と創の縮小が得られ，陰圧閉鎖療法を終了
した（図 13-b）．陰圧閉鎖療法終了より 1 週間で創
部はほぼ上皮化した．陰圧閉鎖療法終了より 50 日
経過した時点では，％TAM は環指で 98.1％，小
指で 100％である（図 14，15）．

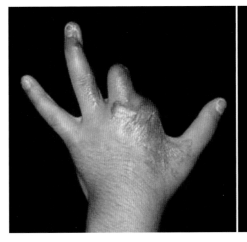

図 14.
症例 3
陰圧閉鎖療法終了後 50 日

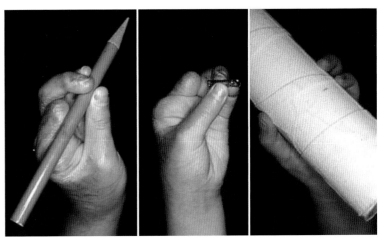

図 15.
症例 3
陰圧閉鎖療法終了後 50 日の日常生活動作

考　察

　従来の陰圧閉鎖療法は，創面にスポンジ状の製品と吸引チューブを置き，創部をフィルムドレッシング材で密封閉鎖し陰圧をかけることにより，余分な組織間液を除去することで，適切な湿潤環境を整えることができる．しかし，手の創に用いる場合，フィルムドレッシング材で密封すると，手の運動ができないという欠点があった．そこで，市販の密封バッグを利用して手の運動療法ができる陰圧閉鎖療法（袋型陰圧閉鎖療法）を考案した[1)2)]．

　安静時や就寝時には陰圧をかけ，運動時には陰圧を除去し必要なら陽圧をかけて密封バッグを十分に膨らませた状態で，十分に手指の自動・他動運動を行うようにした．こうすることにより陰圧閉鎖療法開始とともに運動療法ができるため，手

指の関節拘縮・瘢痕拘縮を最小限にとどめることが可能であった．

　しかし，袋型陰圧閉鎖療法は単独の指切断に使用する場合でも，手関節部まで袋で覆う必要があった．そこで，抗菌性親水性ポリウレタンフォームドレッシング（ハイドロサイト®ジェントル銀：Smith & Nephew 社製）と既存のV. A. C. システムを併用した指用陰圧閉鎖療法を考案した[3)]．その利点は，① 指レベルで被覆することが可能である，② 装着が非常に簡便（所要時間 5 分程度），③ 密着性がよく，空気漏れを起こしにくい，④ 早期から十分な関節可動域訓練が可能の 4 点である．

　指尖部損傷に対する保存的治療法として，従来，アルミニウムホイル被覆療法や人工真皮による治療法[4)]を行ってきた．アルミニウムホイル被覆療法は，被覆中はアルミニウムホイルの破損の

可能性もあり，十分な関節可動域訓練ができないという欠点があった．これに対し，人工真皮による治療法では，人工真皮が破れない程度であれば被覆した当日より関節可動域訓練は可能であり，再接着術症例と比べても，DIP 関節の関節可動域や知覚などの機能面では良好な結果が得られている[5]．その後我々が陰圧閉鎖療法を指尖部損傷に応用した理由は，まず陰圧閉鎖療法の良好な肉芽形成と創治癒促進である．開放骨折に伴う軟部皮膚欠損などにも応用され，従来血管柄付き遊離皮弁などで被覆を必要とした症例に対しても陰圧閉鎖療法が有効であったと報告されている[6]．次に従来の陰圧閉鎖療法を手の創に用いた場合，関節可動域訓練が十分にできないという欠点があったが，袋型陰圧閉鎖療法と指用陰圧閉鎖療法によりその欠点が解決されたことである．

当科では指尖部切断に対しては再接着術を積極的に行っているが，切断指が紛失している症例も少なくない．特に若い女性や小児の場合には指尖部損傷治療のポイントをできる限り満たす必要が

ある．つまり，① 治療により関節可動域制限を起こさないこと，② 健側に近い知覚を獲得すること，③ 爪を含めた指尖部の良好な形態を再建することである．

参考文献
1) 長谷川健二郎ほか：手の外科における早期運動療法を取り入れた陰圧閉鎖療法. 日手会誌. **23**(5)：628-632，2006.
2) 長谷川健二郎ほか：指尖部損傷に対する早期運動療法を取り入れた袋型陰圧閉鎖療法. 日手会誌. **25**(3)：252-256，2008.
3) 日野峻介，長谷川健二郎：指に対する陰圧閉鎖療法. 中四整会誌. **29**(1)：77-81，2017.
4) 長谷川健二郎ほか：指尖部損傷に対する人工真皮の経験. 中四整会誌. **10**(1)：99-103，1998.
5) 長谷川健二郎：【指尖部損傷治療マニュアル】指尖部損傷に対する人工真皮の応用. MB Orthop. **17**(2)：15-20，2004.
6) 長谷川健二郎ほか：開放骨折に伴う軟部組織欠損に対する陰圧閉鎖療法. 骨折. **29**(4)：839-841，2007.

PEPARS No.202：77-84, 2023

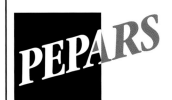

◆特集／切断指：ZONE 別対応マニュアル！

断端形成と義指

小野　真平*

Key Words：断端形成術(stump plasty)，指(finger)，有痛性断端(painful stump)，寒冷不耐症(cold intolerance)，義指(prosthetic finger)

Abstract　手指切断において，挫滅が高度な場合，基節部切断で再接着により手全体の機能の障害が予想される場合，再接着後に非生着となった場合は，断端形成術の適応となる．切断指に対する断端形成術は，良好な断端を獲得し，かつ，指の長さを最大限に温存するレベルで行う．良好な断端とは，使用時の疼痛がなく，良好な血流と知覚を有する切断端を指す．断端形成術後の切断端の疼痛が問題となることが多いため，これを如何に予防するかが重要である．

　断端形成術後には義指を装着することが多い．義指は，主に外観の復元を重視する装飾的義指と，機能の復元を重視する機能的義指の2つに大別できる．義指の大部分は装飾的義指であるが，2006年に可動式の義指であるX-Finger®が米国から発売された．将来的には，指先の触覚を脳にフィードバック可能な義指の開発が望まれる．

緒　言

　外傷性切断の約90%は，手指の切断である．切断に伴う損傷の程度の観点からは，組織の挫滅が軽度（鋭利切断を含む）の場合，再接着術のよい適応である．一方，挫滅が高度であったり，引き抜き切断指の場合は，生着率を含めた治療成績が大幅に低下するため，一期的に断端形成術が選択されることが多い．指ごとの違いとしては，母指の切断では対立機能が損なわれると手全体の機能が著しく障害されるため指長の確保が重要である．そのため，中手骨から末節部までどの切断レベルでも積極的に再接着が行われる傾向にある（再接着術の絶対的適応）．一方で母指以外の一指切断では，前述の損傷の程度に加え，切断レベルにより再接着術の適応が判断される（再接着術の相対

的適応）．かつては指の中枢側での切断の方が機能的損失は大きくなるため，再接着術の適応があると言われてきた．しかし特に基節部での切断では再接着指の可動域が不良なことで他指の機能も障害され，手全体の機能が損なわれるため，再接着術の適応とならないことがある．一方で，切断レベルが末梢になればなるほど再接着指の機能と整容の治療成績は良好である．特にPIP関節の温存が期待できる中節部より末梢側の切断では再接着術の適応が高い．母指を除く指尖部切断を対象にしたHattoriらの研究[1]によれば，再接着術は断端形成術よりも，PIP関節の可動域，疼痛，DASH，患者満足度，整容の観点から優れていると示されている．そのため，指尖部の鋭利切断や軽度の挫滅切断に対しても，再接着術が積極的に行われている現状がある．以上より，断端形成術が選択されるのは，挫滅が高度な場合，基節部での切断で再接着により手全体の機能の障害が予想される場合，再接着後に非生着となった場合などに集約される．

* Shimpei ONO, 〒113-8603　東京都文京区千駄木 1-1-5　日本医科大学付属病院形成外科・再建外科・美容外科，准教授

本稿の前半では，断端形成術の切断レベル別の手術手技の詳細，コツおよびピットフォール（切断レベルが関節に近い場合，関節を残すか，関節軟骨はどう対処すべきかなど）を，後半では断端形成術後の義指について解説する．

断端形成術の背景にある問題点

形成外科医は，手指の外傷性切断を診療する機会が多い．初期治療を担当するのは，夜間や休日の当直業務を行っている手外科非専門の若手の医師であることが多い．再接着術が困難な場合には，救急外来や処置室で一期的に断端形成術が行われることがよくある．しかしながら，初期治療を担当する多くの医師は，手外科が非専門で，断端形成術の経験も少ないのが実情である．断端形成術が適切に行われれば，痛みのない切断端が得られ，早期に社会復帰することが可能である．しかし，単に創傷を閉じることだけに集中し，指の機能や社会復帰への配慮が不足していると，断端形成術の利点が損なわれてしまう．指の長さを保持しようとして，術後に切断端の皮膚壊死が生じると，当初の治療期間を大幅に超えた後で，痛みを伴う切断端のために義指の装着や日常生活での使用が困難になるような症例に，多くの形成外科医が直面したことがあるであろう．断端形成術の方法としては，切断端の骨を短縮し単純縫縮する方法や，指長を保ちつつ，切断端を局所皮弁や植皮で被覆する方法，創傷被覆材や人工真皮を使用した保存的治療（moist wound healing）などがある．しかしこれらの方法を選択する際の明確な基準や根拠は，現状では不足している．断端形成術の主要な目的は，痛みを伴わず，日常生活で使用可能な指を受傷後早期に取り戻すことである．手外科を非専門とする医師にこそ，断端形成術の基本を理解してもらえればと考えている．

切断指に対して断端形成を行う上での基本原則

切断指に対する断端形成術は，ⓐ 良好な断端を獲得し，かつ，ⓑ 指長を最大限に温存するレベル

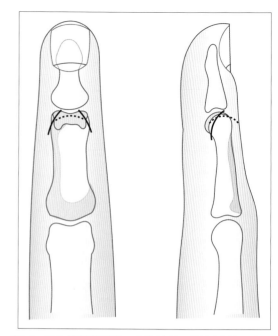

図 1．DIP 関節離断時の中節骨頭の軟骨と顆部の処理
軟骨はすべて除去し（点線），顆部の内外側と掌側の骨隆起は切除し（実線），断端が丸くなるように整形する．

で行う．良好な断端とは，使用時の疼痛がなく，良好な血流と知覚を有する切断端を指す．断端形成術後の切断端の疼痛が問題となることが多いため[2]，これを如何に予防できるかが重要である．

ⓐ の良好な断端を得るためには，まず断端を良好な血行のある皮膚軟部組織で被覆することが重要である．具体的には，断端の皮膚縫合は過剰な緊張がなく，皮膚を引き寄せる力が不要な程度の緩さまで骨を短縮する．無理な皮膚縫合は，断端の血行不良やそれに引き続く瘢痕形成を招き，有痛性断端（painful stump）となる可能性が高い．皮膚縫合は fish-mouth 型に加工した掌側の皮弁をやや長めにすることで，皮膚縫合部が working surface（切断端のやや掌側）に一致しないようにするのが理想的である．関節離断時には，軟骨は全て除去する（図 1）．顆部を残す場合，顆部の骨隆起を切除し，断端を丸く整形する．目安として，皮膚を上にかぶせた状態で骨の上から指を滑らせても引っかからず鋭的な突出がない状態が理想的である．血管は愛護的に分離し，バイポーラで焼灼するか，細いナイロン糸で結紮した後に切断する．屈筋腱と伸筋腱の切断端は少しだけ引き出し

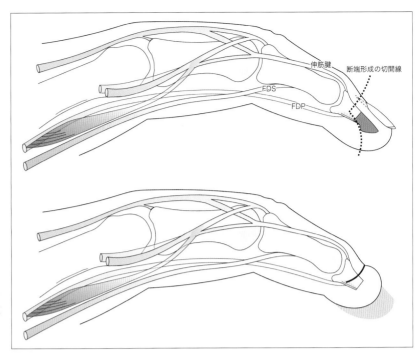

図 2.
爪基部よりも近位・DIP 関節以遠の
切断における断端形成術
FDP 腱と終止伸筋腱は温存し末節骨
の骨幹部で切断して切断端を指腹部
の皮膚で被覆する.

て切除する．強く引いて切断すると切断端が引っ
込み，癒着の原因となり手指の可動性を障害する
ことがあるので注意を要する．この際，屈筋腱の
腱鞘内に血腫や異物残留がないかを確認し，あれ
ば十分にデブリードマンし洗浄する．汚染や異物
が残存していると化膿性腱鞘炎を起こす可能性が
ある．神経の取り扱いは，断端神経腫の予防を重
視し，神経切断端を皮膚表面から遠ざけるために
神経を牽引した後にメスで鋭利に切断するとよ
い．断端神経腫が発生すると，疼痛が損傷指に発
生するばかりではなく，その影響が隣接指にも及
び，最悪の場合は，複合性局所疼痛症候群
(CRPS)を併発する可能性がある．
　ⓑ 指長に関しては，最大限温存することが原則
である．腱の付着部が温存可能ならば，極力温存
する．基節骨が温存できる場合，義指装着が可能
となる．しかし，各指には独特な特性があり，切
断部位による短縮の必要性や被覆法の選択は注意
深く検討する必要がある．例えば，母指は指長と
知覚がピンチ機能の維持に重要であり，骨の切除
は極力避け，前進皮弁(Moberg flap)を使用して
骨断端を被覆するのが一般的である．示指は中指
がピンチを補完できるため，ある程度の短縮が許
容される．示指の基節骨が温存できない場合，母

指と中指の間に指間を形成する指列切断術(ray
amputation)が選択されることもある．中指も長
さにはそれほど拘らなくてもよいが，環指や小指
は母指とのピンチやグリップに非常に重要で，指
長の温存が優先される．

切断レベルごとの治療法の選択

1．母指の切断

　母指は，指長と知覚がピンチ機能の温存のため
に絶対的に必要である．前述した通り，母指は中
手骨から末節部までどの切断レベルでも積極的に
再接着が行われる傾向にある．何らかの事情で再
接着ができない場合，再接着後に非生着となった
場合は，骨切除は極力行わず，知覚皮弁(Moberg
flap や neurovascular island flap など)で骨断端を
被覆する方法が第1選択となる．また足趾移植も
有用な選択肢であり，DIP 以遠の切断であれば，
free toe pulp transfer や wrap around flap，それ
よりも近位であれば toe transfer がよい適応であ
る．いずれにしろ母指は，一時的に断端形成をす
ることはあっても，手の機能回復を目指して再建
することが多い．

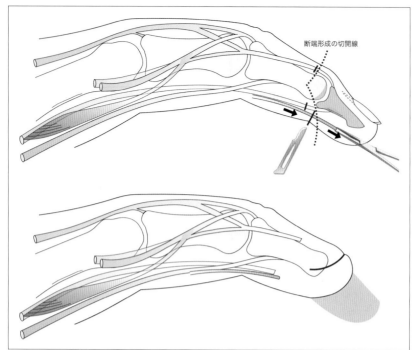

図 3.
DIP 関節レベルの切断における断端形成術
顆部の骨隆起をリュエルで削って角を鈍化し，さらに中節骨頭の軟骨をすべて切除し，U字型に丸める．指の神経は末梢を把持して引き出してから切断する．

2．母指以外の切断

A．爪基部よりも末梢での切断

筆者は爪母と 2 mm 以上の爪床が残っている場合には，骨を短縮せずに，順行性または逆向性の指動脈島状皮弁や手掌皮弁を使用して指尖指腹部の皮膚軟部組織再建を行っている．指尖部切断において爪を温存できるかどうかは機能と整容の両面で大きな意義を持つ．爪母や爪床の温存が困難な場合は，末節骨の基部を残して断端形成術を実施するのが一般的である（図2）．もし末節骨の基部を残すことで，切断端を良好な血行のある皮膚軟部組織で被覆することが困難な場合は，思い切って中節骨の骨頭レベルまで骨を短縮した方が，良好な断端を獲得しやすい．

B．DIP 関節レベルでの切断

指の切断が DIP 関節レベルで生じた場合，切断端を無理なく縫縮できるように指骨を短くする（図3）．Whitaker らは，中節骨の軟骨面を温存した方が，断端の炎症が少ないことを報告している[3]．しかし切断端の形状は末節骨と同様に U 字型にした方が，義指の装着がしやすく，骨隆起上の皮膚トラブル（胼胝形成による疼痛や皮膚潰瘍の形成など）も少ない．具体的には，顆部の骨隆起をリュエルで削って角を鈍化し，さらに中節骨頭の軟骨をすべて切除し，U字型に丸めるとよい（図1）．屈筋腱と伸筋腱は切断端を把持して少し引き出してから切断する．屈筋腱と伸筋腱は決して縫合してはならない．なぜなら両者を縫合することでそれぞれの腱滑走が障害されるためである．特に中・環・小指に損傷がある場合，それぞれの FDP は前腕で筋腹を共有しており，1 つの損傷指の FDP の滑走が制限されると，他の指も影響を受けて機能が低下するという現象が生じる．これを quadriga phenomenon と呼ぶ．指の神経は末梢を把持して引き出してから切断する．この手順により，指の神経の切断端は皮下脂肪内に残る．この操作を行わないと，指の神経の切断端が指の瘢痕に巻き込まれ，有痛性断端の原因となる可能性が高い．

この切断レベルでは，FDP が切断されるため，合併症として虫様筋優位指（lumbrical plus finger）が生じることがある（図4）．この現象は，患者に手指を握る動作をさせた際に患指の PIP 関節が意図せずに伸展してしまうものである．断裂した FDP 腱の屈曲力が，その FDP 腱に起始する虫様筋を介して背側の腱膜に伝わるためにこの現象

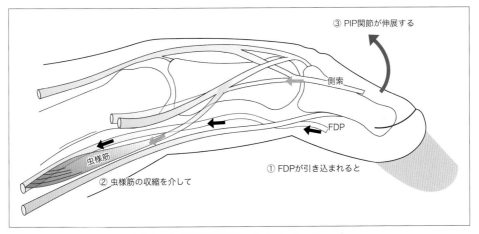

図 4. 虫様筋優位指(lumbrical plus finger)
患指を屈曲する際に断裂した FDP 腱の屈曲力が，その FDP 腱に起始する虫様筋を介して
背側の腱膜に伝わり PIP 関節が伸展してしまう現象のことである．

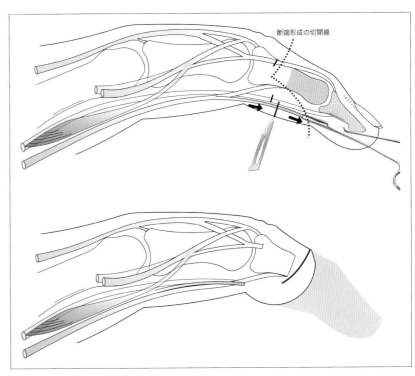

図 5.
中節骨幹部～PIP 関節レベルでの断
端形成術
切断レベルが FDS 腱の中節骨停止部
よりも遠位で，かつ，無理せずに利
用可能な皮膚で骨断端を被覆できれ
ば，中節骨の残存指骨はグリップに
関与することができる．

が生じる．症状が強い場合には，虫様筋を切離し
て，FDS により PIP 関節の屈曲機能を向上させる
ことが推奨される．

C．中節骨幹部～PIP 関節レベルでの切断

中節骨幹部レベルでの切断では，無理せずに利
用可能な皮膚で骨断端を被覆できるように，骨を
十分に短くする必要がある．切断レベルが FDS
腱の中節骨停止部よりも遠位の場合(図 5)，中節
骨の残存指骨はグリップに関与することができ

る．ただし，この場合，PIP 関節の屈曲可動域が
制限されることがしばしば見られる．もし，切断
レベルが FDS 腱の停止部よりも近位の場合，残
存する中節骨の残存指骨の自動屈曲能力は失われ
る場合，指長の確保の主目的は，義指の装着とい
うことになる．PIP 関節レベルでの切断の場合は，
DIP の時と同様に関節軟骨と顆部の骨隆起の処理
を行い，無理なく皮膚縫合することが望ましい．

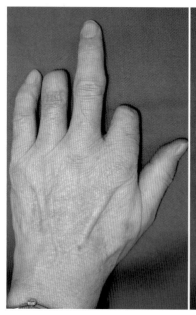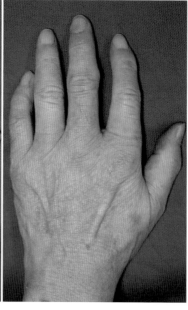

図 6.
装飾的義指の実際
日本の装飾的義指の質は世界屈指で
ある.

D．PIP 関節よりも中枢での切断

PIP 関節よりも近位で切断された場合，残る指骨の可動は内在筋と総指伸筋腱によって行われる．この状況では，MP 関節の自動屈曲は約 45°が限界である．一方，MP 関節レベルでの切断が生じた場合，特に中指や環指では，小物を掴んでいる時に落としやすくなる．そのため，義指の装着を検討するか，さらに中枢側での ray amputation を計画することが求められる．

断端形成術の治療アウトカム

断端形成術に関する治療アウトカムや患者満足度に関する研究が限られているがいくつか代表的なものを紹介する．

Yuan らは，切断指の断端形成術後の治療アウトカムのシステマティックレビューを報告している[2]．本研究では，単純縫縮，局所皮弁，植皮，保存的治療の 4 つの治療方法を評価している．全体の静的 2 点識別(static two-points discrimination)は 5.0±1.5 mm で，単純縫縮群で 3.8±0.4 mm，局所皮弁群が 6.1±2.4 mm であった．健側と比較した患側の総自動運動(total active motion)は，全体で 93±8%，単純縫縮群で 95%，局所皮弁群で 90±9% であった．77% の患者が断端形成術後に寒冷不耐症(cold intolerance)を示

し，仕事を休んだ日数は平均で 74±28 日であった．しかし，断端形成術後の 91% の患者が満足または良好/優れているとの評価を報告している．

Dastagir らは，PIP 関節よりも近位での指切断における ray amputation と基節骨切断における治療アウトカムの違いを後方視的に調査した[4]．Ray amputation 群では DASH スコア，関節可動域，および握力が低下したが，手の痛みや寒冷不耐症は減少した．一方，筆者らは，ray amputation は QOL や整容面でより優れている一方，基節骨切断は握力を必要とする人に適しているが，QOL や外見の面では ray amputation の方が優れていると結論づけている．

義　指

義指(prosthetic fingers)とは，指を欠損した場合に，もとの手指の外観または機能を復元するために装着する人工の手指のことである．義指には，外観，機能，材料などにより，様々な種類が存在する．主に外観の復元を重視する装飾的義指と，機能の復元を重視する機能的義指の 2 つに大別できる．前者は美しい外観を持つことを目的とし，シリコンやその他の柔軟な材料で製作され，自然な肌や爪の色に合わせてカスタマイズされる(図6)．動かすことはできないという特徴がある．

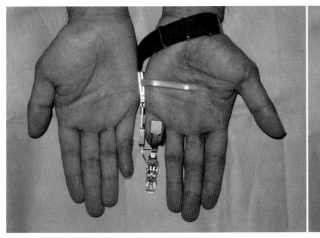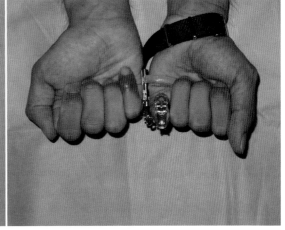

図 7. X-Finger®（可動式義指）
MP 関節を屈曲すると PIP 関節・DIP 関節も自動的に屈曲する.

後者は，電動義手や筋電義手など，動かすことが可能な義指であり，ケーブルや関節部を持っており，指の屈伸機能も持つ.

上肢の手関節を含めた近位切断に関して，最近では機能的義手の開発が進んでる．特に，株式会社メルティン MMI が人工知能を搭載し，ユーザーの使用パターンを学習して動きを最適化する筋電義手を開発していることが注目される．しかし，手関節よりも遠位，特に手指に関しては，装飾的義指が未だに主流である．この風潮を変えたのが，2006 年に米国の Didrick Medical 社から発売された X-Finger® で，これは随意運動をデバイスに伝達することができる初の可動式義指である（図 7）．X-Finger® は，バッテリーや電子部品，サーボ機構，アクチュエーターは使わず，損傷指の残部（例えば MP 関節）を曲げることで，リンク機構を通して PIP，DIP 関節が連動して動く設計が施されている．2014 年以降は，本義指を用いて静電容量式のタッチパネル，例えばスマートフォンやタブレットの操作も可能となっている.

X-Finger® の登場は，義指領域において革命的な進歩であるが，未だに解決すべき課題も多い．現在，指先に触覚を持つ義指の開発が最も注目され，2022 年には Sun らが触覚を再現するロボット義指の開発に成功し，その研究結果を Nature Machine Intelligence に発表した[5]．この技術によりロボット義指が受けた力の位置や大きさ，方向などの触覚情報を正確に把握することが可能となった．次の段階としては，この触覚情報を人間の脳にフィードバックするシステムの確立が求められる．また，スウェーデンのチャルマース工科大学の研究チームは，neuromusculoskeletal prostheses（神経筋骨格的義肢）の基盤として，e-OPRA（osseointegrated prostheses for the rehabilitation of amputees）という義肢接続システムを開発している[6]．このシステムの最大の特徴は，腕の断端部に埋め込まれた電極を介して，e-OPRA が脳と義肢の間で双方向の信号伝達を可能にしていることである．これにより使用者の意図した動きを義肢に伝え，さらに義肢からの感覚のフィードバックが可能となった．現在，前腕や上腕切断に対する適用が進められているが，この技術が指切断にも応用されれば，再接着術の適応が大きく変わる可能性がある.

最後に，現状の日本の医療制度では，労災終了後に義指の作成を開始することが多い．私たち形成外科医としては，患者が将来的に義指を装着することを考慮し，断端形成術を施行する必要がある．具体的には，指の変形，短縮，軟部組織の過多などの問題を，労災終了前に矯正骨切り，骨延長，軟部組織修正などで改善しておく必要がある[7]．自施設での治療が困難であれば，専門治療が可能な施設への紹介も検討すべきだと考える.

参考文献

1) Hattori, Y., et al.：A retrospective study of functional outcomes after successful replantation versus amputation closure for single fingertip amputations. J Hand Surg Am. **31**：811-818, 2006.

2) Yuan, F., et al.：A systematic review of outcomes after revision amputation for treatment of traumatic finger amputation. Plast Reconstr Surg. **136**：99-113, 2015.

3) Whitaker, L. A., et al.：Retaining the articular cartilage in finger joint amputations. Plast Reconstr Surg. **49**：542-547, 1972.

4) Dastagir, N., et al.：Personalized treatment decisions for traumatic proximal finger amputations：a retrospective cohort study. J Pers Med. **13**：215, 2023.

5) Sun, H., et al.：A soft thumb-sized vision-based sensor with accurate all-round force perception. Nat Mach Intell. **4**：135-145, 2022.

6) Ortiz-Catalan, M., et al.：Self-contained neuromusculoskeletal arm prostheses. N Engl J Med. **382**：1732-1738, 2020.

7) 林　伸太郎：【Plastic Handsurgery 形成手外科】義指の現状と最近の進歩. PEPARS. **66**：75-80, 2012.

臨床実習で役立つ

形成外科診療・救急外来処置
ビギナーズマニュアル

―日医大形成外科ではこう学ぶ！―

編集 小川 令　日本医科大学形成外科主任教授

2021年4月発行　B5判　オールカラー　定価7,150円（本体価格6,500円＋税）　306頁

臨床の現場で活きる診察法から基本的な処置法・手術法を日医大形成外科の研修法で網羅した入門書。各疾患の押さえておくべきポイント・注意事項が箇条書き記述でサッと確認でき、外科系医師にも必ず役立つ一書です。

約120問の確認問題で医学生の国家試験対策にもオススメ!

I．外来患者の基本的診察法
1. 病歴の聴取と診察
2. インフォームド・コンセントと写真撮影
3. 患者心理
4. 外傷の診断
5. 炎症性疾患の診断（炎症性粉瘤、蜂窩織炎、陥入爪）
6. 熱傷・凍傷の診断
7. ケロイド・肥厚性瘢痕・瘢痕拘縮の診断
8. 顔面骨骨折の診断
9. 四肢外傷の診断
10. 下肢慢性創傷の診断
11. 褥瘡の診断
12. 体表面の先天異常の診断
13. 体表面の腫瘍の診断
14. 血管腫の診断
15. リンパ浮腫の診断
16. 眼瞼下垂の診断
17. 性同一性障害の診断
18. 美容外科の診断

II．基本的外来処置法
1. 外来・処置の医療経済
2. 洗浄と消毒
3. 局所麻酔と皮膚縫合法
4. 粉瘤や爪処置
5. 慢性創傷処置
6. 創傷被覆材と外用薬・内服薬
7. 四肢外傷処置
8. 熱傷処置
9. ケロイド・肥厚性瘢痕の外来処置
10. リンパ浮腫の外来処置
11. レーザー治療

III．基本的手術法
1. 血管吻合
2. 神経縫合
3. 植皮術
4. W形成術・Z形成術
5. 局所皮弁術
6. 遊離皮弁術
7. 軟骨・骨移植
8. 熱傷手術
9. ケロイド・肥厚性瘢痕・瘢痕拘縮手術
10. 顔面骨骨折手術
11. 先天異常顔面骨手術
12. 体表面の先天異常手術
13. 慢性潰瘍手術
14. 頭頚部再建手術
15. 顔面神経麻痺手術
16. 皮膚・軟部腫瘍再建手術
17. 乳房再建手術
　a）インプラントによる乳房再建
　b）自家組織などによる乳房再建
18. リンパ浮腫手術
19. 眼瞼下垂手術
20. 性同一性障害手術
21. 美容外科手術

目次

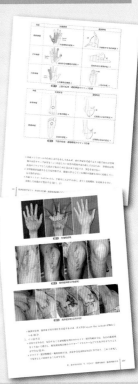

内容紹介動画もぜひご覧ください！

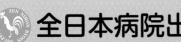
全日本病院出版会　〒113-0033 東京都文京区本郷3-16-4　Tel：03-5689-5989
www.zenniti.com　Fax：03-5689-8030

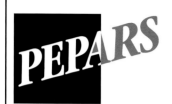

◆特集／切断指　ZONE 別対応マニュアル！

切断指再接着後の二期的再建
—手の造形手術手技を中心として—

五谷　寛之*

Key Words：再接着（replantation），切断指（amputated digits），創外固定器（external fixator），再建（reconstruction）

Abstract　切断指再接着後の骨欠損の再建や関節欠損の機能再建に骨延長器を用いた再建を行った．また PIP 関節近傍の再接着においては関節内骨折に対応するようにヒンジ型創外固定器で ROM を施行し，機能回復を図った．母指再接着後の指間の欠損に伴う CM 関節拘縮には，関節を 2 方向へ牽引することを可能にした創外固定器の使用方法で指間の形成と拘縮除去を行った．
　簡単ではあるが，マイクロサージャリーと創外固定器を用いた骨軟部組織延長による機能再建（手の造形手術）について紹介した．

はじめに

　労災事故を主たる原因とする切断指の再接着は初療時のマイクロサージャリーを駆使した再建のみならず欠損あるいは短縮した指骨の 2 期的再建，PIP 関節をはじめとする関節の機能再建，発症した拘縮の解離など，総合的な再建計画が重要な時代になってきている．私達は近年マイクロサージャリーと創外固定器を用いた融合手術を，黒島の考案した手の造形手術の発展形として，様々な症例に対して初療から二期的再建に応用してきた．
　本稿では再接着後の機能再建について上記の 3 点にポイントを絞って症例を中心に述べることとする．

* Hiroyuki GOTANI, 〒550-0022　大阪市西区本田 2-1-10　公益社団法人日本海員掖済会 大阪掖済会病院手外科・外傷マイクロサージャリーセンター，センター長/静岡理工科大学手外科微小外科領域先端医工学講座，教授

再建後に指骨延長を行った症例

1．再接着時に 1 期的に短縮した指骨を 2 期的に骨延長した症例

　症例 1：中指は切断指側の皮膚がデグロービング損傷を受けていた（図 1-a, b）．再接着のために，残存した軟部組織の欠損に合わせて露出した中節骨を 1 期的に約 2/3 骨短縮した後に鋼線で固定した．環指は骨片を除去して鋼線で固定した．
　中指のデグロービング損傷の程度が強かったため，健常な尺側指動脈は DIP レベルまで剝離が必要であった．動脈再建には尺側の指動脈から手掌部にかけて静脈移植が必要であった．静脈は，指背静脈がデグロービングの際に圧挫損傷を受けていた．動脈吻合後，還流が良好な静脈がなく橈側の指動脈を静脈化した．橈側指動脈から手背まで静脈移植を行った結果,患指の血流は良好であった．
　中指の再接着時に 1 期的に骨短縮（図 1-c, d）したために，2 期的に Ilizarov mini 創外固定器で骨

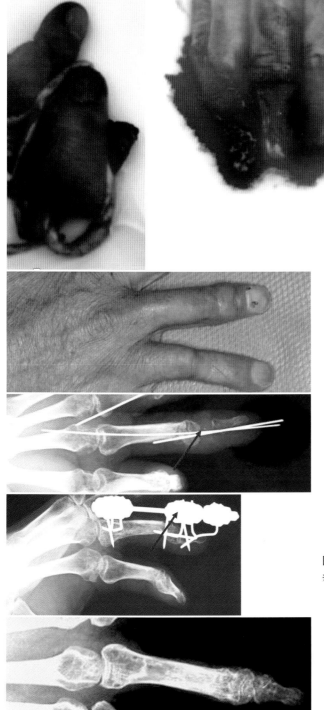

図 1.
症例 1
  a：引き抜き切断された指
  b：中枢側は皮膚が剝脱されていた.
  c：骨移送終了後の抑え動作
  d：再接着後の骨欠損を認める.
  e：骨移送終了後. 中央のユニット, 赤矢印が
     骨切りした指骨の末梢側とともに中枢から末
     梢へ移動したことになる.
  f：創外固定抜釘後

移送(同じ指の中で骨切りを施行した骨を末梢へ
移動させる方法のこと)(図 1-e, f)した. しかし,
このような処置を可能にするためには再接着の時
点で骨移送を含む二期的再建について計画を練っ
て手術にあたることが肝要である[1].

2. 骨延長後にヒンジを用いて屈曲骨切りを施行した症例

症例 2：30 台, 男性

切断指再接着時に一期的骨短縮を行った症例に
対して指用 Ilizarov 創外固定器を用いて骨延長を

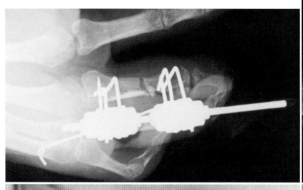
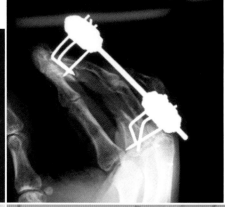
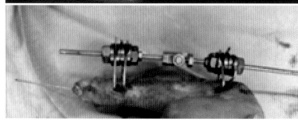
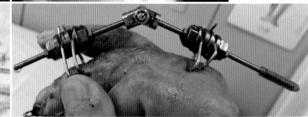
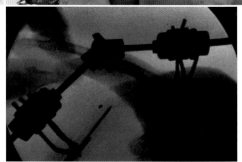

a	b
c	d
	e

図 2.

症例 2：30 台, 男性
一期的骨短縮を行った再接着後の中節骨欠損に対して指用 Ilizarov 創外固定器を用いて骨延長を行った.
　a：骨延長開始
　b：骨延長後待機
　c：ユニット間にヒンジ装着
　d：仮骨をユニット間のヒンジで屈曲させる.
　　PIP 関節の原位置より中枢側で屈曲する. MP
　　関節の ROM が良好な症例に使う.
　e：d 図の XP

行った（図 2-a, b）. 骨延長が目標に達した後に,図 2-c のようにユニット間に小型のヒンジを装着, ここで屈曲をつけて PIP 関節を通常より中枢での水かき内で固定したのと同じ状態を形作った（図 2-d, e）. コツとしてはできるだけ指間部の水かきのレベルで屈曲させることと, MP 関節の自動伸展角度を参考に屈曲角度を決めることである. この手技は筆者が考案したもので Flexion osteotomy と名付けた[2].

PIP 関節レベルの切断指再接着後の
早期 ROM 施行による拘縮発症予防

1. 再接着後の関節牽引型創外固定器による
PIP 関節の可動域訓練[3]

症例 3：74 歳, 男性. 左示指不全切断（図 3-a, b）
最終的に PIP 関節での自動運動の獲得を目指し

て, 再接着時には関節スペースを残して K 鋼線で固定した. この点が重要であり, 一旦関節固定を選択すると関節機能は失われるので, 比較的よい条件であれば, 関節機能の温存を考慮すべきであろう. 2 期的なヒンジ型創外固定器の装着はいわば生着した切断指における関節内骨折の治療である（図 2）. 術後 3 週で Global Hinge 創外固定器（GHヒンジ, ©アラタ, 東京；図 3-e, f）を装着した.

6 週間の装着中, 2 週間は他動バーを用いた他動屈曲, 残りの 4 週間は他動バーを除去して自動運動を行った. 術後 1 年経過時の状態を示す（図 3-g, h）. 自動屈曲 75°, 自動伸展 −5° であった.

骨折部位を固定しながら可動域訓練を行うことができる, つまり関節牽引が可能なことにより, 骨癒合前に関節に過度なストレスをかけることなく可動域訓練を行うことができ, 関節拘縮を防ぐ

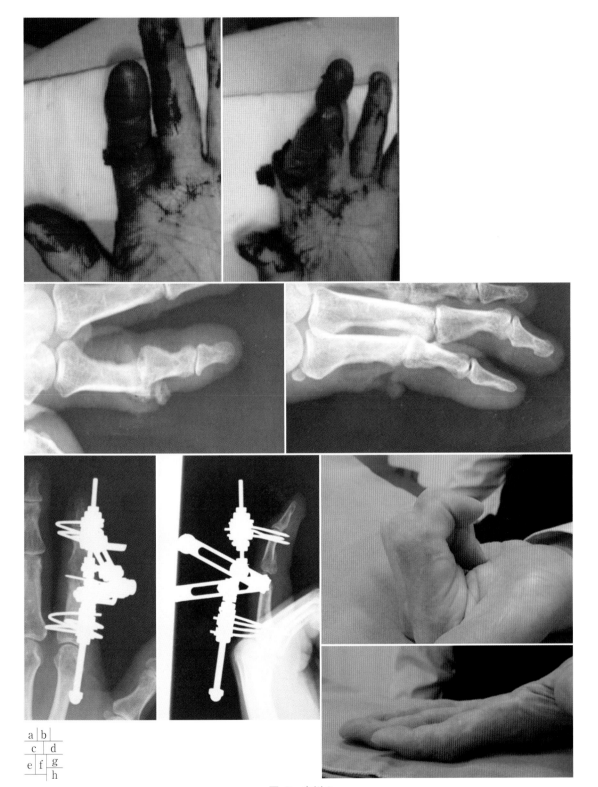

図 3. 症例 3
a，b：左示指不全切断症例，受傷時
c，d：受傷時 XP
e，f：再接着 3 週で GH ヒンジ装着
g，h：術後 1 年

PEPARS No. 202 2023

89

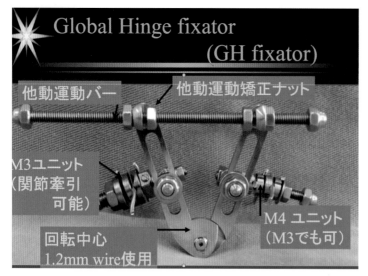

図 4.
関節牽引可能なヒンジ型創外固定器
（Ilizarov mini Global Hinge）

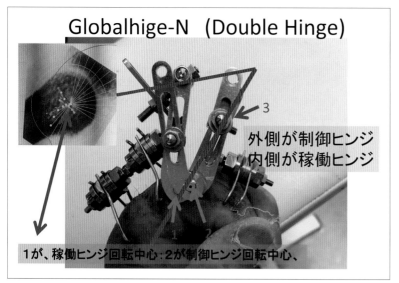

図 5.
生理解剖学的な可動域獲得を目指す
Global Hinge-N（ダブルヒンジ仕様）．図
中左上に回転中心の移動を示す．

ことが可能となる．図4に我々が使用する指用
Ilizarov mini Global Hinge を示す．比較的少ない
点数のパーツで構成されている．図4中の他動運
動ロッドに設けられた片方の1対の他動運動矯正
ナットを回転させることによりヒンジの角度が大
きくなっていく，つまりこれを介して PIP 関節が
屈曲していく仕様になっている．M4 ロッドは
ナットを1回転すると 0.75 mm ナットが移動す
る．個々の症例に応じて1日に1回転から3回転
程度で関節の他動屈曲を行う．骨固定の部位に
よって回転ごとの屈曲角は異なる．M4 ロッド設
置は基節骨側に M4 ユニットを用いた場合は 1.2
mm ないし 1.5 mm の創外固定器専用のワイヤー
を5本用いて固定する．M3 ユニットを用いた場

合はワイヤー3本を用いて固定する．回転中心は
基節骨頭の中央を目安に 1.2 mm のワイヤーを刺
入する．指用 Ilizarov 創外固定器を用いて骨折治
療ないし骨延長を行った経験があれば容易である
が，適宜学会などで併催されるワークショップな
どに参加されて確認されたい．また関節牽引は骨
延長器のユニットを用いて1回転 0.5 mm で可能
であるが再接着指などは数日かけて徐々に関節牽
引をかけることが必要である．現在さらに解剖生
理学的な PIP 関節回転中心の移動を妨げないよう
なダブルヒンジ型創外固定器を開発中であり[4][5]
（図5），第61回日本手外科学会に併催された第5
回手の造形手術研究会や国際学会で報告した[2]．

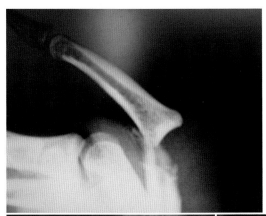

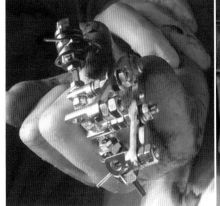
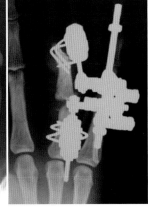
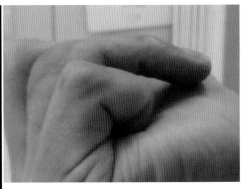

図 6. 症例 4

a
b c d

2．2 期的に可動式創外固定器を用いた基節部周辺再接着指の治療

症例 4：環指基節側関節面欠損がある不全切断症例である（図 6-a）．再接着後 2 週で創外固定器を装着した（図 6-b, c）．関節面が欠損した状態で関節牽引下での自動運動が可能となり，拘縮や腱癒着の予防が可能だった．この後 DICOM data を用いたコンピューター支援手術により肋骨肋軟骨移植を行い良好な ROM を獲得した（図 6-d）．

なお，基節部周辺再接着指に対して二期的に創外固定器を併用して機能回復を図ったデータを紹介する（以下参考文献 4 より改変して引用する）．

初回再接着手術後，追加手術を行ったのは 12 症例で，腱剥離 4 例・9 指，肋骨肋軟骨移植 2 例・3 指，創外固定装着 8 例・10 指であった．使用した創外固定器の内訳は CPJH，IM であり，MP や PIP 関節の関節牽引下における早期可動域訓練を目標とした．

症例全体の平均％TAM は 56.5（41〜71）％，日本手外科学会の切断指機能評価新基準では平均 66.3 点であった．各指ごとに％TAM と日手会基準を「％TAM/日手会基準」として示すと，母指では 68.5％/71 点，示指では 56.5/71，中指では 54.1/61.3，環指では 54.6/62，小指 56.8/63.3 であった．従来多くの施設で PIP 関節固定が選択されていたことを考えると良好であった．

3．再接着後の母指 CM 関節解離（母指内転拘縮解離）

指用 Ilizarov 創外固定器（アラタ，東京）には直径 3 mm のロッド（M3 ロッド）を用いた M3 ユニットと直径 4 mm のロッド（M4 ロッド）を用いた M4 ユニットがある．ユニットのサイズ的には M3 ユニットの方がサイズが大きいことに注意が必要である．我々が独自に考案した手法としては軟部組織が主とした原因と考えられる比較的軽度

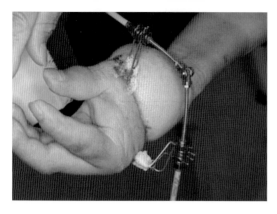

図 7.
M3ユニットを用いる第1法

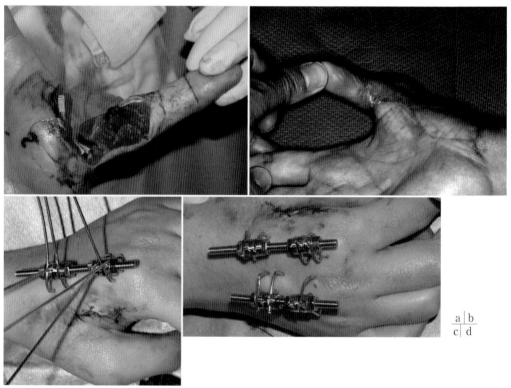

図 8-a〜d. 症例5

な拘縮に対する M3 ユニットを用いる第1法(図7)と重度な拘縮に対する M4 ユニットを用いる第2法がある.

本稿では拘縮程度が強い症例に用いる第2法を紹介する[4].

症例5:20代,男性.右母指切断指(図8-a)

再接着は成功したが,受傷時の指間部の組織が欠損していたため,第1指間の組織が十分でなく CM 関節拘縮が発生した.本法施行前の拘縮の状態を示す(図8-b).示指から順に示・中指の各々

の中手骨に計6本ずつの1.5 mm ワイヤーを刺入して基本ユニットを2つずつ中手骨に固定した(図8-c).次いで各指の2つのユニットを M4 ロッドで固定した(図8-d).さらにプレートを用いて示指と中指の2つのユニット間を末梢と中枢で固定した.これにより示指・中指間は四角形の連結した構造で固定されたことになる(図8-e).次に母指中手骨にも2つの M4 ユニットと M4 ロッドを設置した.本症例では拘縮の程度が強く,拘縮の矯正に伴い MP 関節が変位するのを防止するた

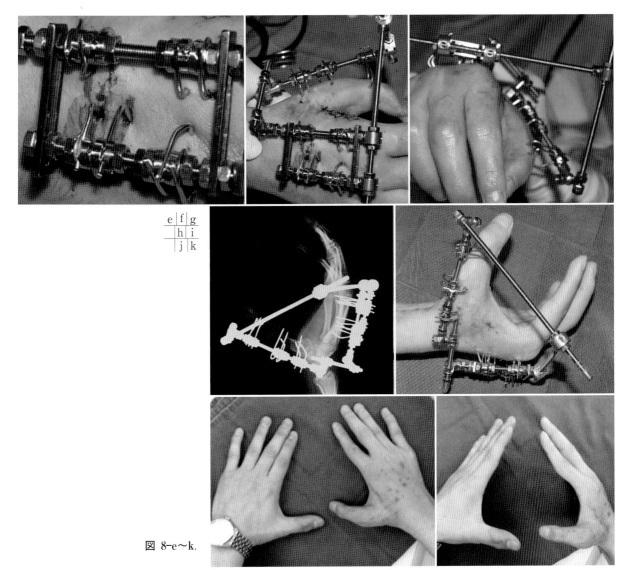

```
e f g
h i
j k
```

図 8-e〜k.

めに基節骨にもユニットを設置した．示指・中指の結合されたユニットと母指のユニットは 2 本のM4 ロッドで連結した．そのうち 1 本は手背と平行，すなわち橈側外転を開大するように設置し（図 8-f），2 本目は掌側外転方向に開大可能になるようにこのロッドと直交するように設置した（図 8-g）．また，第 2 法においては母指側ユニットと示指・中指を結合したユニットの各々のロッド中枢側を母指 CM 関節上でユニバーサルジョイントで連結した．この位置が指間開大する際の回転中心となっている．なお，開大速度は最初の 2 か月間は橈・尺側ともナット 1 回転に相当する 0.75 mm/日としたが，おおむね残りの 1 か月は掌側方向へは 1.5 回転として母指指尖の方向が橈側外転と尺側外転の中間に位置するように注意した．すべての期間内で 2 週間程度橈側外転は中止していた．このように橈側および掌側外転の方向に応じた拘縮の程度により，治療中に拘縮解離の割合を変更することができるのが最大の特徴である．指間開大 95 日目の状態を示す（図 8-h, i）．第 1 指間皮膚が拡大されている様子がよくわかる．抜釘後約 3 か月の状態を示す（図 8-j, k）．この時点で橈側外転での母指示指間距離は 89％，自動橈側外転角は 88％，掌側外転においては他動母指示指間距離が 89％，自動掌側外転角は 83％であった．

　従来の他の創外固定器でも中手骨間を連結して

指間の開大は可能だったが，より強い力での解離と開大の方向のコントロールは困難な症例もあったことから本法を考案した[6]~[8].

したがって経過によっては，橈側あるいは掌側への開大を一時的に停止し，一軸方向への開大を適宜行って，開大方向をコントロールした症例もあった.

X線コントロールは1～2週に1回程度必要である．これは，関節裂隙を拡大させる必要性があるが，CM関節が脱臼してしまわないように注意を要するためである．いずれも術前の拘縮が強い例ばかりであり，創外固定除去後には作業療法士と相談して，数か月は夜間中心に装具を装着することが必要と考える.

まとめ

切断指再接着後の機能再建には，指長[9][10]と関節機能，そして爪，指腹の整容など各々の要素の再建が含まれる．今回はマイクロサージャリー手技と指用創外固定器を用いた骨軟部組織再建による融合手術である手の造形手術[11]を中心に述べた．手技の習得には参考文献以外に施設見学や関連学会などでのワークショップなどを活用されたい．SICOT Webinar[2]では筆者の手の造形手術の講演（約20分）を聞くことができるので参考にして頂きたい.

参考文献

1) 五谷寛之：四肢外傷を伴う手指引き抜き切断の一期的骨短縮を伴う再接着術と二期的骨移送術. OS NOW Instruction No. 26 ダメージコントロール整形外科四肢多発外傷への対処法. 金谷文則編，120-126，メジカルビュー社，2013.
2) Gotani, H., et al.：Formative hand surgery, SICOT PIONEER Live Webinar-Salvaging a Mangled Extremity(SAME)：the emergency management protocol https://www.youtube.com/watch?v=233LxL7R2aw
3) 五谷寛之ほか：基節部周辺再接着指の治療計画—初期治療から創外固定器利用による関節可動域の獲得まで—. 日マイクロ会誌. 22(4)：292-300, 2009.
4) 土屋高志，五谷寛之ほか：関節形状を考慮した指用創外固定器の開発. 日本機械学会2014年度年次大会講演論文集. 2014：J2410203, 2014.
5) 土屋高志，五谷寛之ほか：関節の運動軌跡を考慮した指用創外固定器の開発. 日本機械学会スポーツ工学・ヒューマンダイナミクス2016講演論文集. 2016：B-31, 2016.
6) Salimi, H., Gotani, H., et al.：First web space plasty using Ilizarov mini fixator in patients with complex hand injuries. Orthop Surg. 9：72-79, 2022.
7) 五谷寛之ほか：Ilizarov minifixator を用いた第一指間開大術. 別冊整形外科. 55：190-195, 2009.
8) 五谷寛之ほか：指用 Ilizarov 創外固定器による第一指間開大術. 手技の実際. J MIOS. 61：43-49, 2011.
9) Kanchanathepsak, T., Gotani, H., et al.：The effectiveness of distraction lengthening in traumatic hand amputation with Ilizarov minifixator. Injury. 51：2966-2969, 2020.
10) Sawaizumi, T., et al.：Lengthening of the amputation stumps of the distal phalanges using the modified Ilizarov method. J Hand Surg. 28-A：309-315, 2003.
11) 黒島永嗣ほか：創外固定を利用した新しい手の「造形」手術の提案. 日手会誌. 13(3)：498-501, 1996.

第 35 回日本眼瞼義眼床手術学会

会　期：2024 年 2 月 3 日(土)

会　長：森本　尚樹(京都大学大学院医学研究科形成外科学, 教授)

会　場：京都リサーチパークサイエンスホール
〒 600-8813　京都市下京区中堂寺南町 134
JR　嵯峨野線(山陰線)　丹波口駅下車

テーマ：皮膚と角膜の再生医療

プログラム：

特別講演　「幹細胞による角膜の再生医療」

座長：森本　尚樹(京都大学大学院医学研究科形成外科学 教授)

講師：西田　幸二(大阪大学大学院医学系研究科 脳神経感覚器外科学(眼科学) 教授)

スポンサードシンポジウム　「皮膚と角膜の再生医療」

座長：外園　千恵(京都府立医科大学大学院医学研究科視覚機能再生外科学 教授)
坂本　道治(京都大学大学院医学研究科形成外科学)

基調講演講師：外園　千恵(京都府立医科大学大学院医学研究科視覚機能再生外科学 教授)

シンポジスト：坂本　道治(京都大学大学院医学研究科形成外科学)
小泉　範子(同志社大学眼科)
冨田　大輔(東京歯科大学市川総合病院眼科)

共催：株式会社ジャパン・ティッシュエンジニアリング／帝人株式会社

ランチョンセミナー　「眼窩ブローアウト骨折における Best Practice を伝授する」(仮)

座長：嘉鳥　信忠(聖隷浜松病院眼形成眼窩外科 顧問)

演者：今川　幸宏(大阪回生病院眼形成手術センター 部長)
渡辺　彰英(京都府立医科大学眼科学教室 学内講師)

共催：帝人メディカルテクノロジー株式会社

イブニングセミナー

座長：勝部　元紀(京都大学大学院医学研究科形成外科学)

演者：白壁　征夫(サフォクリニック六本木)

共催：TMSC 株式会社

その他　一般演題(口演)，企業展示・書籍展示

演題募集期間：2023 年 10 月 3 日(火)～11 月 10 日(金)(予定)

事前参加登録期間：2023 年 10 月 3 日(火)～2024 年 1 月 4 日(木)(予定)

学会 HP：https://convention.jtbcom.co.jp/gigan35/

事務局：京都大学大学院医学研究科形成外科学
〒 606-8507　京都市左京区聖護院川原町 54

運営事務局：
第 35 回日本眼瞼義眼床手術学会　運営事務局
株式会社 JTB コミュニケーションデザイン 事業共創部　コンベンション第二事業局
〒 541-0056　大阪市中央区久太郎町 2-1-25　JTB ビル 8 階
TEL：06-4964-8869　FAX：06-4964-8804
E-mail：gigan35@jtbcom.co.jp

◀さらに詳しい情報は HP を CHECK !

第 24 回日本褥瘡学会
中国四国地方会学術集会

会　期：2024 年 3 月 17 日(日)

会　場：高知市文化プラザかるぽーと
〒 781-9529　高知市九反田 2-1

会　長：赤松　順(社会医療法人近森会 近森病院 形成外科)

テーマ：レジリエント・コミュニケーション in 高知
―職種を超えて再発見！―

U R L：https://www.kwcs.jp/jspucs24/index.html

事務局：
社会医療法人近森会 近森病院 形成外科
〒 780-8522　高知県高知市大川筋一丁目 1-16

運営事務局：
株式会社キョードープラス
〒 701-0205　岡山県岡山市南区妹尾 2346-1
TEL：086-250-7681　FAX：086-250-7682
E-mail：jspucs24@kwcs.jp

◀さらに詳しい情報は HP を CHECK !

全日本病院出版会行

FAX 03-5689-8030

年　　月　　日

住 所 変 更 届 け

お 名 前	フリガナ	
お客様番号		毎回お送りしています封筒のお名前の右上に印字されております8ケタの番号をご記入下さい。
新お届け先	〒　　　　都 道 　　　　　府 県	
新電話番号	（　　　　　）	
変更日付	年　　月　　日より	月号より
旧お届け先	〒	

※ 年間購読を注文されております雑誌・書籍名に✓を付けて下さい。

☐ Monthly Book Orthopaedics（月刊誌）

☐ Monthly Book Derma.（月刊誌）

☐ Monthly Book Medical Rehabilitation（月刊誌）

☐ Monthly Book ENTONI（月刊誌）

☐ PEPARS（月刊誌）

☐ Monthly Book OCULISTA（月刊誌）

FAX 03-5689-8030

全日本病院出版会行

PEPARS

各号定価 3,300 円（本体 3,000 円＋税）．ただし，増大号のため，No. 159, 171, 183 は定価 5,720 円（本体 5,200 円＋税），No. 195 は定価 6,600 円（本体 6,000 円＋税）．No. 200 は定価 5,500 円（本体 5,000 円＋税）．在庫僅少品もございます．品切の場合はご容赦ください．

(2023 年 9 月現在)

掲載されていないバックナンバーにつきましては，弊社ホームページ（www.zenniti.com）をご覧下さい．

2024 年　年間購読　受付中！
年間購読料　42,020 円(消費税込)(送料弊社負担)
（通常号 11 冊＋増大号 1 冊：合計 12 冊）

click

| 全日本病院出版会 | | 検　索 |

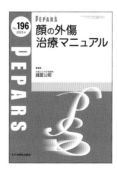

PEPARS
No. 196
2023.4
顔の外傷
治療マニュアル
●編集
大阪大学大学院教授
諸富公昭
PEPARS

表紙を
リニューアルしました！

知っておくべき穿通枝皮弁 10

No.203（2023 年 11 月号）

編集／浜松医科大学教授　　　　中川　雅裕

No. 202　編集企画：
　　荒田　順　滋賀医科大学 病院教授

PEPARS　No. 202
2023 年 10 月 15 日発行（毎月 1 回 15 日発行）
定価は表紙に表示してあります.
Printed in Japan

発行者　　末　定　広　光
発行所　　株式会社　全日本病院出版会
〒 113-0033 東京都文京区本郷 3 丁目 16 番 4 号
電話（03）5689-5989　Fax（03）5689-8030
郵便振替口座 00160-9-58753

印刷・製本　三報社印刷株式会社　　電話（03）3637-0005
広告取扱店　株式会社文京メディカル　電話（03）3817-8036